GÜNTHER H. HEEPEN

NATÜRLICHE VIRENKILLER

Mit der Hilfe der Natur: Immunsystem stärken und Viruserkrankungen vorbeugen

INHALT

Keine Angst vor Viren 4

Viren - Geißel der Menschheit? 7

Was sind Viren? 8
Infektionsweg der Viren im Körper 9
Wie werden Viren im Körper festgestellt? 10
Behandlung von Viruserkrankungen 12
So reagiert unser Immunsystem auf Viren 15
Einteilung der Viren 18
Wie können wir uns schützen? 28
Gefahr durch neue Viren 30
Geschichte der Viren 32
Verschiedene Theorien zu Viren 35

Naturheilkundliche Selbsthilfe bei EBV und Co. 45

So wirken natürliche Virenkiller 46
Virenkiller von A bis Z 50
AHCC® 50
Ätherische Öle 52
Beta-Glucane 56
Birkenrindenextrakt 56
Colostrum (Serum) 57
Enderlein-Therapie 59
Enzyme, proteolytische 60
Grapefruitkernextrakt 63
Heilende Schwingungen 63
Hildegard-Medizin 65
Homöopathie 66
Kolloidales Silber 71
Lasertherapie 73
Mikroimmuntherapie 75
Natron 78
Ozon 80
Propolis 81
Regulate nach Dr. Niedermaier 82
Rizole 84
Sauerstoff-Mehrschritt-Therapie 85
Selen 85
Überwärmungsbad 86
Zeolith-Klinoptilolith 87

Essen und Trinken gegen Viren **88**
Aminosäuren gegen Viren 88
Artemisia annua (Einjähriger Beifuß) 91
Cistus-Extrakt (Zistrose) 92
Echinacea (Sonnenhut) 93
Folsäure zerstört HP-Virus 94
Heilpilze 94
Ingwer 96
Manuka-Honig, Manuka-Öl 96
Melissenextrakt 97
Quercetin 98
Selleriesaft 99
Vitamine 100
Zink 102
Sekundäre Pflanzenstoffe **104**

Virusbedingte Beschwerden behandeln 111

Typische und untypische Beschwerden **112**
Abgeschlagenheit 112
Akne, Hautbeschwerden 114
Allergien 115
Asthma 116
Bindehautentzündung 117
Depressionen 117
Fieber 118
Gelenkschmerzen 120
Gürtelrose 121
Heiserkeit 124
Herz-Kreislauf-Beschwerden 124
Konzentrationsstörungen 125
Kopfschmerzen 125
Leberschwellung 126
Lippenbläschen 127
Lungenkrankheit COVID-19 128
Pfeiffersches Drüsenfieber 131
Schnupfen, Erkältung 133
Virusgrippe (Influenza) 133
Warzen 135
Extra: Darmvirus-Infektionen 136

Service 138

Bücher, die weiterhelfen 138
Adressen, die weiterhelfen 140
Register 141
Impressum 144

KEINE ANGST VOR VIREN

Die Epidemie mit dem Coronavirus (SARS-CoV-2) im Februar 2020 steckt uns allen noch in den Gliedern! Wie machtlos fühlen wir uns, wenn wir gegen etwas kämpfen sollen, von dem wir so gut wie nichts wissen? Was sind Viren überhaupt? Es sind kleine Gebilde, Eiweißkörperchen, keine Lebewesen, sondern nur leblose Kügelchen. Und dennoch können sie uns Menschen erheblich belasten, krank machen und sogar töten. Die Schulmedizin ist machtlos.

Viren sind schlau, sie halten es dort aus, wo wir Menschen längst aufgeben müssten. Sie können mit Bakterien reisen und andere Erdteile besuchen. Sie überleben hundert Jahre im Eis. Viren haben keine Eile. Sie sind geduldig. Was sie nicht mögen, sind Sonnenstrahlen, Wärme, Ingwer, Gewürznelken, scharfe Gewürze, Zink, Polyphenole und ein starkes Immunsystem. Viren sind uns immer noch ein Rätsel – und oft einen Schritt voraus.

Wir Menschen haben Angst vor ihnen. Denken wir an die Panikmache im Februar – viele Gerüchte verbreiten sich im Netz und Menschen fragen sich, ob solche Infektionen geplant sind, ob die Supermächte biologische Waffen einsetzen, um die Bevölkerung zu dezimieren? Alles das beschäftigt uns und wilde Spekulationen machen es noch schlimmer. Dabei kennen wir Viren seit 1882 – und dennoch haben wir viel zu wenig Kenntnisse über sie.

Aus Sicht der Medizin sind die meisten viralen Infekte nicht therapierbar. Manche Viruserkrankungen können durch prophylaktische Maßnahmen (Impfungen, Medikamente) verhindert werden, andere durch spezielle Medikamente geheilt werden. Für einen Großteil der Virusinfektionen gibt es jedoch keine

Heilmittel – zumindest nicht in der Schulmedizin. Die Naturheilkunde beschreitet andere Wege – in Prävention und Therapie. Und es ist nicht so, dass das alles Heilkräuter-Spinnereien unserer Vorfahren sind, sondern es sind Fakten und Studien, die heute wissenschaftlich untermauern, was unsere Vorfahren, Kräuterfrauen und Heilkundigen seit Jahrhunderten praktizierten – mit Erfolg. Heute können wir vieles davon erklären.
Gehen Sie mit mir auf die Reise in die Welt der Viren. Es ist spannender als Sie denken! Erfahren Sie alles Wichtige über Viren, und vor allem lernen Sie, wie Sie sich und Ihre Familie vor Virusinfektionen schützen und was Sie tun müssen, sollten Sie sich doch einmal infiziert haben.

Günther H. Heepen

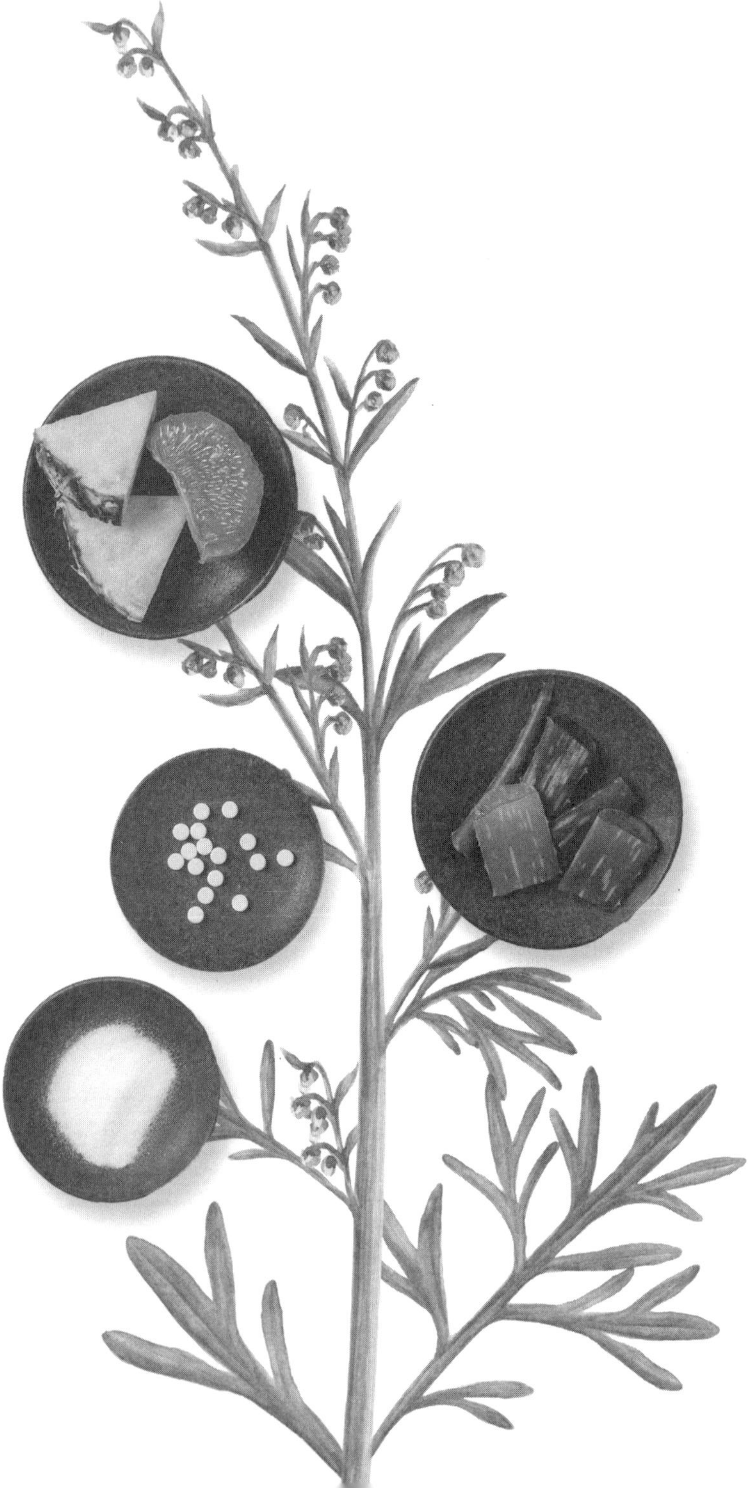

Viren - Geißel der Menschheit?

In diesem Kapitel erfahren Sie, was Viren sind, warum sie uns gefährlich werden und alles über die wichtigsten Viren. Hier lesen Sie auch, wie unser Immunsystem auf Viren reagiert.

WAS SIND VIREN?

Viren sind winzige Partikel, die im Gegensatz zu Menschen, Tieren und Pflanzen oder Bakterien nicht aus Zellen (= die kleinste selbstständige Lebenseinheit in einem lebendigen Körper) bestehen, sondern nur aus Erbinformation und einigen Eiweißen, die diesen Strang umhüllen. Ihre Größe schwankt je nach Art zwischen 22 und 330 Nanometern (1 Nanometer = 1 Millionstel Millimeter). Zum Vergleich: Bakterien misst man in Mikrometern (1 Mikrometer = 1 Tausendstel Millimeter).
Viren sind weder tot noch lebendig – aber eher sind sie tot (deshalb ist die Aussage »virenabtötend« auch nicht richtig). Sie haben keinen eigenen Stoffwechsel und können deshalb weder Proteine herstellen noch sich selbst vermehren (= replizieren). Aus diesem Grund sind sie auf Zellen von anderen Organismen angewiesen, um sich zu vermehren. Man kann sagen: Wenn sie in eine Zelle eingedrungen sind, werden Viren erst lebendig.
Dann injizieren sie ihre Erbinformation (Desoxyribonukleinsäure – DNS – beziehungsweise Ribonukleinsäure – RNS) in die Zelle und diese besetzt den Zellkern. Nicht alle Viren besetzen die gleichen Zellen: So hält sich zum Beispiel das Rhinovirus (Schnupfen) an die Zellen der Nasenschleimhäute, das Tollwut-Virus besetzt Nervenzellen und das Poliovirus (Kinderlähmung) Gehirnzellen. Das Virus programmiert dann die chemischen Abläufe in der Wirtszelle neu, sodass die Zelle die Nukleinsäure des Eindringlings als die eigene betrachtet und diese herstellt. Daraus entstehen wieder neue Viren, die andere Zellen befallen. Die Merkmale, die für Lebewesen gelten, treffen deshalb auf Viren nicht zu. Stellt sich zurecht die Frage, wie Viren in der Natur »überleben«, wenn sie keinen Wirt haben? Das hängt

damit zusammen, dass sie lange Zeit inaktiv sein können und selbst größte Kälte überstehen.

INFEKTIONSWEG DER VIREN IM KÖRPER

Um sich zu vermehren, benötigen Viren also eine Wirtszelle. Sie gelangen auf direktem oder indirektem Weg (zum Beispiel Nasen-, Mund- und Rachenschleimhaut) in den Körper:

- Über Tröpfcheninfektion: Durch Niesen, Husten oder feuchte Aussprache verteilt ein Infizierter die Viren in der Luft, die dann von anderen Menschen aufgenommen werden.
- Über Schmier- oder Kontaktinfektion: Viren werden von Infizierten über Speichel, Urin oder Stuhl auf Oberflächen wie Türklinken, Klobrillen etc. oder auf Körperflächen wie den Händen verteilt. Von dort gelangen sie zum Beispiel auf die Hände einer anderen Person und können, wenn diese ihre Hand an Mund, Nase oder Augen führt, in den Körper eindringen.
- Über blutsaugende Insekten oder Zecken: Die Viren werden beim Stich/Biss über den Speichel der infizierten Tiere in den Körper geschleust.

Der Infektionsweg verläuft in vier Stadien:

1. Das Virus heftet sich an eine Zelle der Schleimhaut (zum Beispiel in der Nase, im Mund- und Rachenraum oder in den Augen) an (Bindung an einen Rezeptor der Wirtszelle).
2. Dann dringt das Virus in die Zelle ein (Penetration).
3. Es entledigt sich seiner Hülle (Uncoating).
4. Das Virus bringt den Stoffwechsel der befallenen Wirtszelle dazu, die Virus-Bestandteile anhand der Virus-Nukleinsäure zu vervielfältigen (Replikation des Viren-Genoms).

Neue Viren werden über den Blutweg freigesetzt, da die Wirtszelle abstirbt oder platzt. Sie durchwandern den Körper und befallen weitere Zellen.

WIE WERDEN VIREN IM KÖRPER FESTGESTELLT?

Um festzustellen, ob bei einem Menschen eine Viruserkrankung vorliegt, sind die körperliche Untersuchung, die Krankengeschichte und vorliegende Beschwerden von Bedeutung. Liegt der Verdacht auf eine virale oder bakterielle Erkrankung vor, folgen weitere Untersuchungen (Laboruntersuchungen), um die Diagnose einer Infektion auszuschließen oder zu erhärten. In der Fallaufnahme zeigen sich häufig wichtige Hinweise auf eine Infektionskrankheit wie Fieber, die Erkrankung weiterer Personen im engeren Umkreis, der Kontakt zu Tieren oder eine erst kürzlich unternommene Auslandsreise, erhöhte Pulsfrequenz, Schwäche, Erschöpfung usw.

Blutbild und Blutsenkung: Bei der Blutuntersuchung wird zunächst ein Differenzialblutbild angefertigt. Damit werden die weißen Blutkörperchen (Leukozyten) bestimmt, deren Anzahl bei akuten bakteriellen Infektionen höher ist als bei viralen Infektionen. Außerdem wird eine Blutsenkung durchgeführt, sie gibt Hinweise auf Entzündungen. Auch der CRP-Wert (C-reaktives Protein) ist von Interesse, denn er ist bei Entzündungen erhöht.

Ein direkter Erregernachweis ist bei Viren nicht so einfach wie bei Bakterien. Letztere können im Lichtmikroskop nach Anfärben des Nativpräparates (sogenannte Gramfärbung) sichtbar gemacht werden. Viren lassen sich wegen ihrer Winzigkeit nur im Elektronenmikroskop betrachten. Manche Viren können in Zell- und Gewebekulturen angezüchtet und so dokumentiert werden. Der Nachweis von erregerspezifischen Nukleinsäuren bei Viren ist ebenfalls möglich, und zwar durch die PCR-Testung (Polymerase Kettenreaktion).

Indirekte Nachweismethode: Viren können über infiziertes Sekret (Blut, Schleim, Abstrich) wie beim Herpes-Virus nachgewiesen werden. Am häufigsten wird allerdings die Suche nach spezifischen Antikörpern (siehe Seite 16) praktiziert. Ein signifikanter Anstieg kann einen Hinweis auf eine durchgemachte Infektion liefern. Dafür gibt es verschiedene serologische Methoden wie ELISA, Hämagglutinationstest oder Immunoblot. Je nach Test werden unterschiedliche Antikörper bestimmt (etwa IgG-Antikörper, IgM-Antikörper). Das Zytomegalievirus (CMV) ist nur durch eine Laboruntersuchung zu diagnostizieren. Liegt bei Schwangeren ein Infektionsrisiko vor, werden die Antikörper im Blut bestimmt. Bei Neugeborenen werden die Viren in Körperflüssigkeiten nachgewiesen.

Um ein Virus zu identifizieren oder zu bestimmen, muss der Nachweis zumindest einmal wissenschaftlich erfolgt sein. Beim Coronavirus kann der Nachweis über einen Abstrich der Rachenschleimhaut mittels der Polymerase-Kettenreaktion (RT-PCR) erfolgen, durch den Immun-Fluoreszenz-Test sowie durch Antikörper im Blutserum (ab dem 28. Tag messbar; ELISA-Test). Die PCR-Testung wird allerdings kritisch gesehen und von den Gegnern als ungenau bezeichnet. Sie kann nämlich versagen. Bei manchen Menschen wurde der Test mehrfach wiederholt, bei Menschen, die Kontakt zu Infizierten hatten und auch Symptome entwickelt hatten, schlug der Test wiederholt nicht an. Es kommt auch vor, dass beim Abstrich im Rachen Handhabungsfehler auftreten, dann ist das Virus ebenfalls nicht nachweisbar, obwohl es da ist. Gelangt ein einziges Molekül eines Stoffes aus der Umwelt mit auf das Teströhrchen, kommt ein ganz anderes Ergebnis heraus. Der Internist Dr. Claus Köhnlein, Kiel, ist der Meinung, dass jeder zweite Test falsch positiv ist, also 50 Prozent. Auch auf dem Weg ins Labor sind Proben schon unbrauchbar geworden, ohne dass es bemerkt wurde.

BEHANDLUNG VON VIRUSERKRANKUNGEN

Alle Virusforscher sind sich einig, dass ein intaktes und stabiles Immunsystem am wichtigsten ist, damit der Körper eine Infektion mit Viren abwehren oder mit Zweitinfektionen oder zusätzlichen Infektionen besser umgehen kann. Dabei lässt sich vieles, auch prophylaktisch, mit Maßnahmen erreichen, die die Naturheilkunde bietet.

Die meisten viralen Infekte sind nicht therapierbar – zumindest aus Sicht der Schulmedizin. Es gibt nur wenige Mittel, die gegen Viren wirksam sind. Diese antiviralen Chemotherapeutika (sogenannte Virostatika) wirken auf unterschiedliche Weise gegen die Viren und setzen an mehreren Punkten an.

- Sie verhindern, dass die Viren an Körperzellen andocken und eindringen können.
- Sie verhindern, dass die Virus-Erbinformation in der Körperzelle freigesetzt werden kann.
- Sie verhindern, dass die Virus-Erbinformation in den Zellkern der Wirtszelle gelangt und dort vermehrt wird.
- Sie verhindern, dass aus den in der Wirtszelle gebildeten Virus-Eiweißbestandteilen ein neues Virus gebildet wird.

Jedoch zerstören diese Mittel oft nicht nur die von Viren befallenen Zellen, sondern auch weitere körpereigene Zellen. Fazit ist also leider, dass Virostatika oft belastend für den Patienten sind. Nehmen wir als Beispiel den Wirkstoff Ganciclovir: Er kann laut Roter Liste von 2019 viele Nebenwirkungen entfalten, dazu zählen als »sehr häufig« auftretende Nebenwirkungen Pilzinfektionen, Infekte der oberen Atemwege, Blutarmut (Anämie), Kopfschmerzen, Husten, Atemnot, Durchfall, Übelkeit, Erbrechen, Bauchschmerzen, Hautausschläge.

Die Behandlung mit Antibiotika ist bei Viren nicht wirksam (obwohl sie häufig praktiziert wird), denn diese Mittel wirken nur gegen lebende Zellen – und Viren haben keine Zellen, wie Sie bereits wissen. Antibiotika blockieren über verschiedene Wege die Vermehrung der Bakterien beziehungsweise hemmen oder stoppen Stoffwechselvorgänge im Inneren der Bakterienzelle. Von Nutzen kann ein Antibiotikum sein, wenn man nicht sicher weiß, ob der Grund für die Infektion ein Virus oder ein Bakterium ist, oder wenn sich eine bakterielle Infektion auf die virale aufgesetzt hat (Super- oder Sekundärinfektion – kenntlich zum Beispiel an der Farbe des Auswurfs: Virusbedingter Auswurf ist weißlich, die Farbe von bakteriell bedingtem Auswurf reicht von grünlich bis bräunlich-grünlich). Viren können auch Bakterien infizieren – inwiefern eine Abtötung der infizierten Bakterien den Viren schadet, ist schwer zu sagen, da der Wirt, in dem Fall das Bakterium, ohnehin zugrunde geht.

Impfungen können helfen

Auch Impfungen können unter Umständen vor der Infektion mit Viren schützen, indem das Abwehrsystem auf die Erreger vorbereitet wird. Dies erfolgt bei Viren so, dass der Krankheitserreger in abgeschwächter Form oder nur harmlose Erregerteile als Impfstoff injiziert werden. Unser Immunsystem kann auf die fremden Strukturen reagieren und Antikörper bilden, ohne dass gleich eine Krankheit ausbricht. Wenn die Erreger in der Folgezeit in den Körper gelangen, verfügt dieser schon über Antikörper, die den Erreger schnell bekämpfen können, ohne dass er Schaden anrichten kann. Bei den Viren ist es aber so, dass einige über komplexere Eigenschaften verfügen, deshalb gibt es für sie keine Impfung. Und dann kommt dazu, dass sich manche Viren verändern (ihr Genom wird neu zusammengemischt), deshalb müssen die Impfstoffe dagegen ständig angepasst werden.
Bei Naturheilkundlern sind Impfungen umstritten, von Impfgegnern werden sie kritisiert, weil sie ihrer Meinung nach Erkrankungen auch auslösen können. Ebenso gibt es viele Impf-

zwischenfälle, die nach Dr. Buchwald, einem Impfgegner, teils gar nicht publiziert werden. Auch die Beimischungen oder Konservierungsmittel, die zum Teil verwendet werden (Thiomersal, Formaldehyd) sind bedenklich. Dr. Stefan Lanka kritisiert in seinem Buch »Alles über die Grippe, die Influenza und die Impfungen« (siehe Bücher, Seite 138), dass gesetzliche Regelungen Spanplatten ohne Formaldehyd verlangen, aber in Impfstoffen ist Formaldehyd kein Problem. In einem Brief an Dr. Lanka erklärte im Oktober 2004 der Präsident des Niedersächsischen Landesgesundheitsamtes, Prof. Dr. Adolf Windorfer, dass jeder dieser Impfstoffe Formaldehyd enthält und gleichzeitig schreibt er: »... in den Impfstoffen sind keine giftigen Beimischungen enthalten.« Die Geschichte mit den Impfungen ist spannend und widersprüchlich und ich möchte Ihnen die Bücher von Dr. Lanka wärmstens empfehlen. Mehr zum Thema Impfung und Impfgegner lesen Sie ab Seite 39.

Hilfe aus der Naturheilkunde

In der Naturheilkunde gibt es verschiedene Ansätze für die Behandlung von Viruserkrankungen. Der Schwerpunkt liegt zunächst in einer Stärkung der körpereigenen Abwehr. So gelingt es dem Organismus, dass er Viren abwehren kann, sie sich nicht in Schleimhautzellen einnisten und ihre Replikation beginnen können. Sind verschiedene Naturstoffe vorhanden, wie zum Beispiel Polyphenole oder Zink, und ist die Schleimhautdurchfeuchtung in Ordnung, haben es Viren schwer, »Fuß zu fassen«. Darüber hinaus gibt es verschiedene naturheilkundliche Therapien, die in den letzten Jahrzehnten ihr Potenzial gegen Viren gezeigt haben. Zu ihnen zählen die Mikroimmuntherapie (sie wirkt stimulierend auf das Immunsystem, siehe Seite 75), homöopathische Komplexmittel (siehe Seite 70), Grapefruitkernextrakt (siehe Seite 63), Zink (siehe Seite 102), Melissenblätterextrakt (siehe Seite 97) und viele andere. Wie die einzelnen

Therapien wirken und wie Sie sie bei sich anwenden, erfahren Sie ab Seite 50. Leider ist es bei einigen naturheilkundlichen Therapien so, dass man die Wirkungsweise nicht erklären kann – sie wirken aber trotzdem –, möglicherweise über die Stärkung des Immunsystems. Man gibt dem Körper quasi Hilfe zur Selbsthilfe.

SO REAGIERT UNSER IMMUNSYSTEM AUF VIREN

Unser Körper besitzt verschiedene Abwehrmechanismen, die uns gegen eindringende Feinde wie Bakterien und Viren schützen und die uns helfen, sie loszuwerden. Die Haut ist beispielsweise eine undurchdringliche Barriere gegen Bakterien, Viren und Pilze. Wurde die Hautbarriere durch Verletzungen, auch Mikroverletzungen, durch Risse, Verbrennungen oder Entzündungen zerstört, kann es zu Infektionen kommen.

Auch Bakterien, die auf unserer Haut leben, verhindern das Eindringen von Fremdkeimen. Auf Haut und Schleimhaut befinden sich Mikroorganismen, die uns vor Infektionen schützen. Dieses Mikrobiom (Haut- und Schleimhaut-Mikrobiom) wird auch als Kolonisation und Kolonisationsschutz bezeichnet. Und auf und im Menschen leben zehnmal so viele Bakterien, wie wir Zellen in unserem Körper haben. So befinden sich auf der Haut (nach Jassoy/Schwarzkopf: »… Mikrobiologie«) 5000 Keime pro Quadratzentimeter. »Die Kolonisationsresistenz kann man gut mit einem Parkplatz bei einer Großveranstaltung vergleichen: Überall dort, wo schon ein Auto steht, kann kein anderes mehr parken.« Das Gleiche gilt für den Darm: Überall dort, wo bereits Bakterien sitzen, haben es andere Erreger schwer, noch einen Platz zum Ansiedeln zu finden. Eine intakte Darm-Mikrobiota verhindert, dass sich Fremdkeime niederlassen können – sie ist Teil unserer Abwehr.

Dringen Bakterien in den Körper ein, können bestimmte weiße Blutkörperchen (Phagozyten = Fresszellen, = Granulozyten) diese aufnehmen und vernichten. Sie werden von verschiedenen Eiweißen (Komplementproteinen) angelockt und wandern zum Ort der Schädigung. Die Makrophagen (= große Fresszelle, Monozyten) und andere Phagen umschlingen das Bakterium und zerstören es, indem sie es verdauen.
Bei Viren bildet der Körper Zytokine (z. B. Interferon alpha und beta), sie sollen die Vermehrung von Viren hemmen. Ein weiterer Schutzmechanismus des Körpers ist, dass er infizierte Zellen durch T-Lymphozyten zerstört. Lymphozyten sind weiße Blutkörperchen, sie können im Lauf ihres Daseins ihre Aufgaben ändern und dadurch bekommen sie spezielle Bezeichnungen wie B- und T-Lymphozyten. Bei den B-Lymphozyten unterscheidet man zwischen naiven (antigenunerfahrenen) B-Lymphozyten, Gedächtniszellen und Effektor-B-Lymphozyten (sie produzieren Antikörper – es sind Eiweißmoleküle, die sich an Krankheitserreger binden, auch als Immunglobuline bezeichnet).
Die Aufgabe der Antikörper oder Immunglobuline ist es, im ganzen Körper präsent zu sein, um Krankheitserreger und deren Gifte zu erkennen und unschädlich zu machen. Man unterscheidet die folgenden Immunglobuline:
IgG – Hauptimmunglobulin im Blut, das wichtigste Abwehrimmunglobulin. Zeigen sich hier hohe Werte, kann man von einer chronischen Belastung durch eine überstandene Infektion ausgehen, die den Organismus noch belastet (Dr. med. Rummel, Seite 139)
IgA – Immunglobulin auf Schleimhäuten; schützt Darm, Mund, Rachen, Atemwege.
IgM – Immunglobulin, das zu Beginn einer Infektion produziert wird.
IgE – ist für einen Teil der allergischen Reaktionen mit verantwortlich und wichtig für die Abwehr von Würmern.
Bei den T-Lymphozyten unterscheidet man zwischen T-Helfer-

Lymphozyten (sie lenken andere Immunzellen an den Ort des Geschehens) und zytotoxischen T-Lymphozyten (sie zerstören infizierte Zellen). Diese T-Lymphozyten tasten die Oberfläche von Zellen ab. Finden sie körperfremde Peptide (bestehen aus Aminosäuren), vermehren sie sich und greifen die Zellen an, die das körperfremde Peptid tragen. Die zytotoxischen T-Lymphozyten setzen Proteine frei, die die Zellmembran durchlöchern und die infizierte Zelle samt den Krankheitserregern zerstören.
B- und T-Lymphozyten sind spezifische Lymphozyten, das bedeutet, dass sie nur gegen ganz bestimmte Krankheitserreger wirksam sind. Bei Granulozyten und Makrophagen (siehe Seite 16) ist es so, dass diese alle möglichen Bakterien, Pilze und Viren angreifen. Die spezifischen Lymphozyten sind bei unserer Geburt noch nicht vorhanden, sie werden im Lauf des Lebens gebildet. Ohne die Lymphozyten könnten wir nicht überleben.
Manche Lymphozyten wirken nur gegen bestimmte Erreger.
B- und T-Lymphozyten haben wir es zu verdanken, dass wir manche Erkrankungen nur einmal im Leben bekommen, so die Kinderkrankheiten Masern, Mumps, Röteln und Windpocken. Dies hängt mit dem immunologischen Gedächtnis zusammen, das heißt, gegen spezielle durchgemachte Infektionen sind wir dann immun.

WORAUS BESTEHEN VIREN?

Viren weisen folgende Strukturmerkmale auf:
Genom: Das ist die Erbsubstanz eines Virus. Bei Menschen besteht die Erbsubstanz aus Desoxyribonukleinsäure (DNS oder DNA – A kommt von acid, englisch für Säure). Bei Viren kann das Genom sowohl aus DNA oder aus Ribonukleinsäure (RNA) bestehen. Auf der Nukleinsäure sind die Informationen zur Steuerung des Stoffwechsels einer Wirtszelle enthalten. Die Nukleinsäure bildet den Kern (Core).

Kapsid – Proteinmantel: Das Genom ist umgeben von einem schützenden Mantel aus Eiweißmolekülen.
Lipidhülle – Fettummantelung, auch als Envelope bezeichnet: Sie kommt nicht bei allen Viren vor, deshalb werden sie unterschieden in behüllte und unbehüllte Viren.
Die behüllten Viren sind empfindlicher gegen Detergenzien (Reinigungsmittel) und Lösungsmittel. Das bedeutet, dass sie trotz Umhüllung weniger stabil sind gegen äußere Einflüsse. Zunächst klingt das paradox, doch die Lipidhülle der Viren ist empfindlich gegen fettlösende Substanzen und lässt sich mit Seife und Desinfektionsmitteln leichter zerstören – deshalb ist die Desinfektion von Händen und Gegenständen in Zeiten von Virusinfektionen so wichtig.

EINTEILUNG DER VIREN

Aufgrund ihres Aufbaus (siehe oben), der Art ihrer Nukleinsäure und bestimmter Ähnlichkeiten werden Viren in Familien eingeteilt.
Zum Beispiel gehört die große Familie der Herpes-Viren, wozu das Lippenbläschen-Virus (Herpes-simplex-Virus, HSV-1 oder HHV-1) oder das Windpocken-Virus (Varicella-Zoster-Virus) zählen, zu den behüllten Viren mit DNA als Nukleinsäure.
Ebenfalls behüllt, aber mit RNA als Nukleinsäure, sind die Familie der Orthomyxoviren, zu denen verschiedene Grippeviren gehören, sowie die Familie der Coronaviren, aber auch das West-Nil-Virus oder das Ebola-Virus.
Eine Familie aus der Gruppe der unbehüllten RNA-Viren sind die Picorna-Viren (von pico = klein) – dazu wiederum zählen die Rhinoviren (Schnupfen- und Erkältungsviren), aber auch Rota-Viren, Noro-Viren, Entero-Viren sowie Hepatitis-A-Viren.
Hepatitis-Viren und Entero-Viren werden bei Infekten mit dem Stuhl ausgeschieden und bleiben in ungeklärtem Abwasser und in

der Umwelt noch längere Zeit infektiös. Noro- und Rota-Viren können Durchfallerkrankungen auslösen – die Magensäure, die an sich Erreger abtöten soll, kann ihnen nichts anhaben.

Herpes-Viren – eine große Gruppe

In diesem Buch konzentriere ich mich vor allem auf solche Viren, die uns Menschen sehr stark zu schaffen machen. Eine dieser Gruppen sind die Herpes-Viren. Sie sind beim Menschen weit verbreitet. Von insgesamt über 100 Herpes-Viren kommen bei uns acht verschiedene Typen vor.

- Lippenbläschen: Herpes-simplex-Virus 1 (HSV-1/HHV-1)
- Genitalherpes: Herpes-simplex-Virus 2 (HSV-2/HHV-2)
- Windpocken/Gürtelrose: Varicella-Zoster-Virus (VZV)
- Pfeiffersches Drüsenfieber: Epstein-Barr-Virus (EBV/HHV-4)
- Zytomegalie: Zytomegalievirus (CMV/HHV-5)
- Drei-Tage-Fieber (Roseola infantum), Röschenflechte (Pityriasis rosea): Herpes-Virus 6 (HHV-6)
- Drei-Tage-Fieber (Roseola infantum), Röschenflechte (Pityriasis rosea): Herpes-Virus 7 (HHV-7)
- Kaposi-Sarkom, maligne Lymphome: Herpes-Virus 8 (HHV-8) – nur bei Aids-Patienten

Herpes-Viren haben die Eigenschaft, dass sie nach der Erstinfektion lebenslang im Körper verbleiben (sie »persistieren« in Nervenganglien). Ist das Immunsystem durch Stress, wenig Schlaf, durch immunschwächende Therapien (etwa bei Autoimmunerkrankungen) oder durch andere Erkrankungen geschwächt, kann es im Körper zu einer verstärkten Virusproduktion und demzufolge zu Herpes-typischen Krankheitssymptomen kommen, da das körpereigene Immunsystem den Erreger nicht mehr in Schach halten kann.

Bei den Symptomen wird unterschieden, ob sie im Zusammenhang mit einer Erstinfektion auftreten oder ob beim chronischen Leiden eine Reaktivierung der Erreger stattgefunden hat – dies kann Jahre oder Jahrzehnte nach der Erstinfektion der Fall sein. Auf den nächsten Seiten habe ich alles Wichtige zu den beim Menschen relevanten Viren, die zur Herpes-Gruppe gehören, zusammengefasst.

Herpes-simplex-Virus (HSV-1 und -2, HHV-1 und -2)

Krankheit: Lippenherpes, Genitalherpes.
Die Erstinfektion mit Herpes-simplex-Viren (HSV) verläuft oft symptomlos oder mit untypischen Symptomen, wie zum Beispiel einer Rachenentzündung. Erst bei einer Reaktivierung können beim Typ 1 (HSV-1 oder humanes Herpes-Virus 1 – HHV-1) die typischen Herpesbläschen – also Entzündungen, Bläschen und Rötungen – meist am Übergang von Haut- und Schleimhäuten an der Lippe (Herpes simplex labialis, »Lippenherpes«) auftreten. Beim Typ 2 (HSV-2, HHV-2) sind die Bläschen im Genitalbereich (Herpes simplex genitalis) lokalisiert. Bei starker Abwehrschwäche können Ausschläge am ganzen Körper auftreten. Schwere Verläufe bei Kindern sind selten, aber möglich, wie Enzephalitis (Entzündung des Gehirns) und eine Infektion der Hornhaut des Auges (Keratitis).
Übertragung: Die HSV-1-Infektion findet über Mund und Rachen statt, allerdings kann es auch zu Infektionen im Genitalbereich kommen. Beim HSV-2-Virus erfolgen die meisten Infektionen im Genitalbereich, selten über die Schleimhäute des Mundes. Die HSV-1-Infektionen erfolgen meist schon im Kindesalter (über Speichel), die HSV-2-Infektionen erst im Erwachsenenalter mit Beginn der sexuellen Aktivität. Allerdings kann ein Baby beim Geburtsvorgang mit den Viren von der Mutter infiziert werden.
Durchseuchungsrate in der Bevölkerung: 95 Prozent.

Symptome: Neben den typischen Bläschen (siehe links) entweder symptomlos oder unspezifische Symptome, wie zum Beispiel eine Rachenentzündung. Bei Kindern oft schmerzhafte Geschwüre im Mund, Gaumenbereich, Rachen.

Varicella-Zoster-Virus (VZV, Humanes Herpes-Virus 3 – HHV-3)

Krankheit: Windpocken und Gürtelrose.
Übertragung: Tröpfcheninfektion und während des Geburtsvorgangs durch die Mutter.
Durchseuchungsrate in der Bevölkerung: 95 Prozent.
Symptome: Entwicklung von juckenden Bläschen am Rumpf (Beginn), an Kopf, Armen und Beinen, die bei Gürtelrose meist streifenförmig angeordnet sind (= Gürtel). Erhöhte Temperatur oder Fieber, auch weitere Symptome wie Hirnhautentzündung und Lungenentzündung sind möglich. Erwachsene, die das Virus in sich tragen, können – vor allem im fortgeschrittenen Alter – bei Immunschwäche, bei Krebserkrankungen und bei Leukämie eine Gürtelrose entwickeln.

Epstein-Barr-Virus (EBV/Humanes Herpes-Virus 4 – HHV-4)

Krankheit: Pfeiffersches Drüsenfieber
Übertragung: Das Epstein-Barr-Virus gehört zur Gattung der humanpathogenen DNA-Viren aus der Familie der Herpes-Viren. Erstmals beschrieben wurde das Epstein-Barr-Virus 1964 von Michael Epstein (*1921) und Yvonne M. Barr (1932–2016). Sie entdeckten EBV in B-Lymphozyten, die von einem afrikanischen Patienten mit Burkitt-Lymphom stammten. Das Epstein-Barr-Virus (EBV) ist damit das erste entdeckte Krebsvirus des Menschen. Das EBV ist außerdem der Erreger der infektiösen Mononukleose, auch als Pfeiffersches Drüsenfieber bezeichnet.

Die Infektion erfolgt über den Austausch von Körperflüssigkeiten zum Beispiel über sexuellen Kontakt, durch Küssen oder auch durch Tröpfcheninfektion (durch Niesen einer infizierten Person) – ebenso ist eine Infektion durch eine Bluttransfusion möglich. Aufgrund der Übertragung durch Küssen wird das Pfeiffersche Drüsenfieber auch als »Kissing Disease« (Kusskrankheit) bezeichnet.

Durchseuchungsrate in der Bevölkerung: 95 Prozent.

Symptome: Lymphknotenschwellung am Hals bei infektiöser Mononukleose. Rachenentzündung, Beläge auf den Gaumenmandeln, Abgeschlagenheit, Fieber, auch Hautausschläge, Milzschwellung.

MIKROIMMUNTHERAPIE BEI EBV-INFEKTION

Bei einer Studie mit 141 mit EBV infizierten Patienten, die alle unter chronischen Beschwerden, ausgelöst durch das Epstein-Barr-Virus litten (Lymphknotenschwellungen, erhöhte Temperatur, ausgeprägte Müdigkeit und Erschöpfung) wurde die Mikroimmuntherapie (siehe Seite 75) eingesetzt. Die allgemeinen Ergebnisse der Studie waren bei 75,2 Prozent der Patienten, die an der Studie teilgenommen haben, positiv. Bei der abschließenden Blutuntersuchung wurde eine Normalisierung der biologischen Werte bei 90,9 Prozent der Patienten mit chronischer Mononukleose und bei 63,9 Prozent der Patienten, die von der Reaktivierung des Pfeifferschen Drüsenfiebers betroffen waren, festgestellt. Es waren keinerlei Nebenwirkungen bei den Patienten feststellbar.

Humanes Herpes-Virus 6 und 7 (HHV-6, -7)

Krankheit: Drei-Tage-Fieber (Roseola infantum), Röschenflechte (Pityriasis rosea).
Übertragung: Über Speichel.
Durchseuchungsrate: Das humane Herpes-Virus HHV-6 weist eine hohe Durchseuchungsrate auf. Etwa ab dem sechsten Lebensmonat beginnt die Durchseuchung von Säuglingen. Im zweiten Lebensjahr sind etwa 50 Prozent der Kinder durchseucht, im Alter von fünf Jahren bereits 80 Prozent, und bei Erwachsenen finden wir bei über 90 Prozent Antikörperträger. Andere Quellen (Universitätsmedizin Rostock, Institut für Medizinische Mikrobiologie, Virologie und Hygiene) sprechen von einer 95-prozentigen Durchseuchung bei Zweijährigen. Bei HHV-7-Infektionen geht man bei Jugendlichen von einer ähnlich hohen Zahl aus.
Symptome: Bei Kindern von ein bis zwei Jahren hohes Fieber bis über 40 °C und kurz anhaltender Hautausschlag. Das Fieber kann mit Krampfanfällen (zerebralen) einhergehen. Bei Erwachsenen sehr selten vorkommende Erkrankung.
Die Infektion mit HHV-7 erfolgt meist in der Kindheit, ohne dass Symptome oder Beschwerden auftreten. Sie kann also unbemerkt verlaufen. Den Beweis für eine abgelaufene Infektion erbringt der Nachweis spezifischer Antikörper. Bei HHV-7 folgt eine lebenslange Latenz des Virus im Körper (das heißt, das Virus ist vorhanden, aber »verborgen«). Im Jugendalter geht man von einer Durchseuchungsrate von 95 Prozent aus. Reaktivierungen (erneutes Auftreten von Symptomen) sind vor allem bei immungeschwächten Personen möglich. Eine Behandlung des HHV-7 Virus ist selten erforderlich und wenn, dann bei Patienten mit geschwächtem Immunsystem – hier wird dann der Wirkstoff Ganciclovir (siehe Seite 12) eingesetzt.

Humanes Herpes-Virus 8 (HHV-8)

Krankheit: Kaposi-Sarkom, maligne Lymphome.
Übertragung: Über Körperflüssigkeiten.
Durchseuchungsrate: Die Häufigkeit von Antikörpern bei HHV-8 schwankt je nach Weltregion. In Europa und Nordamerika liegt sie bei ein bis drei Prozent, in Äquatorialafrika teils bei bis zu 50 Prozent.
Symptome: Sie treten meist im Rahmen der Immunschwäche-Krankheit Aids auf. Kleine Flecken auf Haut und Schleimhaut entwickeln sich zu juckenden Knoten, die geschwürig entarten können.

Coronavirus SARS CoV-2 (COVID-19)

Im Januar 2020 hat sich das aus China stammende Coronavirus SARS CoV-2 (entdeckt in Wuhan, Dezember 2019) innerhalb weniger Wochen auf der ganzen Welt verbreitet und führte zur Pandemie. Vor allem bei immunschwachen und alten Menschen löst es eine akute infektiöse Lungenentzündung aus (akutes respiratorisches Syndrom).
Das Coronavirus ist ein relativ großes Virus (400–500 nm), das bedeutet, dass es Schutzmasken nicht durchdringen kann. Außerdem ist es nicht hitzebeständig. Warme Getränke bieten also einen gewissen Schutz. Das Coronavirus zählt zur Familie der RNA-Viren und ist ein umhülltes Virus. Deshalb lässt sich mit Händewaschen sinnvoll vorbeugen (siehe Seite 18).
Übertragung: Von Mensch zu Mensch durch Sekrete des Atmungstraktes (Speichel, Schleim, Nasensekret). Das bedeutet, das Virus wird durch Husten und Niesen übertragen (Tröpfcheninfektion). Ebenso kann es über die Hände (Kontaktinfektion) übertragen werden, wenn infizierte Personen ihr Sekret berührt und die Hände nicht gewaschen haben. Andere Personen infizieren sich dann, wenn sie sich an Mund, Nase und Augen berühren. Denkbar, aber bisher nicht bestätigt, ist die

Übertragung durch Gegenstände aus der Umgebung Infizierter (Schmierinfektion). Wie Dr. Lidia Rota Vender (Fachärztin, Hämatologin, Präsidentin der Vereinigung zur Bekämpfung von Thrombose und Herz-Kreislauf-Erkrankungen) schreibt, überlebt das Virus auf Metalloberflächen etwa zwölf Stunden – deshalb soll man sich nach dem Berühren von Türklinken zum Beispiel die Hände waschen oder desinfizieren und stets darauf achten, sich nicht an den Augen, an der Nase oder am Mund zu berühren.

WEITERE VIREN, DIE UNS HÄUFIG BELASTEN

Rhinoviren: *60 bis 80 Prozent der Beschwerden wie Husten, Heiserkeit und Schnupfen werden durch Rhinoviren ausgelöst. Beim Schnupfen ist die Unterscheidung relativ einfach: Tritt in der abschließenden Entzündungsphase (3. Phase) ein gelbliches Sekret auf, handelt es sich in der Regel um einen bakteriellen Schnupfen. Ist das Sekret wässrig, ist es ein viraler Schnupfen.*

Adeno-Viren *– sie sind die häufigsten Erreger von üblichen Erkältungsbeschwerden.*

Papilloma-Viren *(HPV) können über Mikroverletzungen in die Haut eindringen und zur Entstehung von Warzen führen. Das HPV wird auch für die Entstehung von Gebärmutterhalskrebs verantwortlich gemacht.*

Influenza-Viren: *Überträger der echten Grippe/Virusgrippe.*

Coxsackie-Viren: *Sie werden laut Dr. Dr. Helmut Schimmel (siehe Seite 70) durch Gülle übertragen (einatmen). Coxsackie-Viren sind unbehüllte Viren der Gattung Entero-Virus und der Familie der Picorna-Viren. Sie rufen vor allem Erkältungen, virale Meningitis (Hirnhautentzündung) und Myokarditis (Herzmuskelentzündung) hervor. Die Viren wurden nach dem Ort Coxsackie bei New York benannt, wo sie 1948 erstmals gefunden und identifiziert wurden.*

Noro-, Rota-Viren: *Magen-Darm-Beschwerden, Durchfall.*

Inkubationszeit (Zeit von der Ansteckung bis zum Ausbruch der Erkrankung): Maximal 14 Tage. Infizierte Personen können die Krankheit auch in der Inkubationszeit übertragen.
Meldepflicht: Bei Krankheitsverdacht, Erkrankung und Tod.
Sonstiges: Viele Viren, vor allem Influenza-Viren, werden bei höheren Temperaturen inaktiv. Auch bei Coronaviren hat man dies ab einer Temperatur von 26 °C beobachtet. Wie die Auswirkungen des Wetters auf das neuartige Coronavirus sind, ist allerdings noch nicht ganz klar – Experten sind aber hoffnungsvoll, dass wärmeres Wetter die Ausbreitung des Virus stoppen könnte. Eine Inaktivität des Coronavirus bedeutet nicht, dass das Problem gelöst ist. Wie von Experten zu hören ist (Gesundheitsministerium in Nordrhein-Westfalen u. a.), wird im Herbst 2020 eine zweite Infektionswelle erwartet.

HABEN VIREN AUFGABEN IM MENSCHLICHEN ORGANISMUS?

Dass Viren nicht immer bösartig sind, sondern durchaus einen Nutzen für andere Lebewesen haben können, wurde in der Sonderausgabe von Spektrum der Wissenschaft – Kompakt »Mikrobiom« beschrieben. Mäuse-Noroviren waren zum Beispiel in der Lage, die unterstützende Rolle von Darmbakterien in Säugetieren zu übernehmen. Die Forscher hatten dies an »keimfreien« Mäusen getestet, also Mäusen ohne Darm-Mikrobiom. Die Viren übernahmen schließlich die unterstützende Rolle der Darmbakterien und zeigten sich als förderlich für den Wirt. Dies ist an sich nichts Neues, denn schon frühere Studien, so Yao Wang und Julie K. Pfeiffer in dem Artikel »Nützliche Viren im Darm«, hatten dies gezeigt. Zwar würden intestinale Säuger-Viren als schädlich für den Wirt gesehen, doch hätten bereits frühere Studien einen positiven Effekt viraler Infektionen in anderem Zusammenhang nachgewiesen.

So könnten zum Beispiel Herpes-Viren bakterielle Infektionen unterdrücken, und Retroviren seien an der Evolution der Plazenta beteiligt. Weitere nichtpathogene Viren im Verdauungstrakt dürften in kommensalen Gemeinschaften vorkommen, in denen sich das Virus vermehrt, ohne den Wirt zu schädigen, oder sogar in mutualistischen Verbindungen, von denen beide – Virus und Wirt – profitierten, so die Autoren. Zur Erklärung: Ein Kommensale ist im Gegensatz zum Parasit ein Lebewesen, das sich von Nahrungsbestandteilen eines Wirts ernährt, ohne ihn zu schädigen – zum Beispiel Bakterien, die sich von Ballaststoffen im Darm ernähren. Unter mutualistisch versteht man eine Symbiose in einem Ökosystem, also eine Wechselbeziehung zwischen Lebewesen zweier Arten zum beiderseitigen Vorteil. Zukünftige Untersuchungen sollten nun ermitteln, wie häufig und dauerhaft diese Viren im Mikrobiom zu finden sind, in welchen Säugetieren sie vorkämen und was sie bewirkten.
1998 haben die Chemiker Trevor Douglas, Temple Universität, Philadelphia, und Mark Young, Universität Montana in Bozemann, in der Zeitschrift New Scientist eine Technik vorgestellt, die Viren in Medikamentenlieferanten und Diagnosefahnder verwandelt. Mit dieser Technik könnte man zum Beispiel Arznei-gefüllte Virenhüllen durch den Körper schleusen, nach infizierten Stellen suchen lassen und diese unschädlich machen.

Nützliche Bakteriophagen

Bakteriophagen sind keine Bakterien, wie man annehmen könnte, sondern Viren. Als Phagen bezeichnet man mehrere Gruppen von Viren, die auf Bakterien als Wirtszellen spezialisiert sind (das Wort »Phagen« leitet sich von griechisch »phagos« = Fresser ab). Das können Coli-Bakterien, Staphylokokken oder Salmonellen sein. Letztlich zerstören die Bakteriophagen die Bakterien, die sie als Wirt benutzen. Phagen haben nichts mit den Viren zu tun, die Bakterien als Vehikel benutzen, um

an andere Orte zu gelangen, also als Transportfahrzeug für eine Reise rund um die Welt, um es einmal salopp zu bezeichnen.
Seit den 1920er-Jahren beschäftigt man sich in den Ländern der ehemaligen Sowjetunion mit einer Therapie, bei der Phagen gegen Bakterieninfektionen eingesetzt werden. Die Phagentherapie ist eine Alternative zur Antibiotikabehandlung und kann gezielt gegen bestimmte Erreger eingesetzt werden, ohne andere Bakterien im Körper, zum Beispiel Darmbakterien, zu schaden. Laut Wikipedia sind »derzeit im Westen keine Phagentherapien für den Einsatz am Menschen zugelassen. Jedoch werden Phagen zur Bekämpfung von Listerien und Salmonellen in Lebensmitteln eingesetzt, um Lebensmittelvergiftungen vorzubeugen.«
Schon 1915 beschrieb Frederick W. Twort ein »ultra-microscopic virus« (kleiner als im Lichtmikroskop zu sehen), das Bakterien zerstören konnte, zwei Jahre später nannte Felix d'Herelle diese Bakterienkiller Bakteriophagen und erkannte schon damals, dass sie sich therapeutisch gegen die Ruhr auslösenden Bakterien einsetzen ließen.
Die Phagentherapie scheint in den kommenden Jahren auch bei uns ein Thema zu werden – vor allem auch wegen der zahlreichen Antibiotika-Resistenzen. Das Nationale Forum Phagen (NFP), gegründet 2017, schreibt dazu: »Aktuell gibt es in Deutschland Pilotstudien, aber noch keine Ärzte, die eine Phagentherapie standardmäßig durchführen.«

WIE KÖNNEN WIR UNS SCHÜTZEN?

Der wichtigste Schutz vor Viren ist das regelmäßige Händewaschen und auch die Händedesinfektion bei Verdacht von Kontakt mit Keimen. Auch der Abstand zu hustenden oder niesenden Menschen ist wichtig. Gelingt das nicht, kann in Grippezeiten ein Mundschutz helfen. Bestimmte ätherische Öle, zum Beispiel in Bonbons, können helfen, ein Anhaften von

Viren auf der Schleimhaut von Mund, Nase und Rachen zu verhindern (Seite 55).

Auch über die Raumluft können Sie dazu beitragen, dass es Viren schwer haben (siehe Seite 53) – mit Luftbefeuchtern und -reinigern beispielsweise und Aroma-Diffusern (Bezugsquellen, Seite 140). Eine starke Abwehr und gesunde und vitaminreiche Nahrung unterstützen das Immunsystem ebenso wie regelmäßige Bewegung im Freien. Halten Sie sich in Grippezeiten von Menschenansammlungen fern. Wenn das nicht geht, stärken Sie Ihr Immunsystem.

DAS BUNDESMINISTERIUM FÜR GESUNDHEIT GIBT FOLGENDE EMPFEHLUNG HERAUS

Regelmäßiges Händewaschen ist eine wichtige Maßnahme, um Infektionen zu verhindern. Insbesondere sollten Sie sich die Hände waschen nach jeder Verschmutzung, vor der Essenszubereitung, vor den Mahlzeiten, vor dem Rauchen und Trinken, nach jedem Toilettengang, nach dem Streicheln von Tieren, nach Husten und Niesen in die Hand, nach dem Naseputzen, nach Kontakt zu Abfällen. Und so machen Sie es richtig: Hände unter fließendem Wasser anfeuchten! Hände mit Seife (am besten Flüssigseife, da Seifenstücke oft mit Keimen verunreinigt sind) vollständig einschäumen! Auch die Zwischenräume der Finger und Fingerkuppen über 20 bis 30 Sekunden reibend einschäumen! Die Seife gründlich unter fließendem Wasser abspülen und die Hände sorgfältig mit einem sauberen Handtuch oder Einmalhandtuch abtrocknen! Zusätzlich können Sie Ihre Hände mit einem Desinfektionsspray desinfizieren.

Wichtig ist außerdem: Niesen oder husten Sie nicht in Richtung anderer Personen und am besten in Richtung Boden und in die Armbeuge – so bleiben die Hände »sauber«. Die Viren können an Flächen wie Böden kleben bleiben und trocknen. Benutzen Sie stets ein Taschentuch und entsorgen Sie dieses zeitnah. Halten Sie selbst von niesenden oder hustenden Personen ein bis zwei Meter Abstand. Außerdem sollten Sie in Virus-Zeiten Massenveranstaltungen, Flughäfen, Bahnhöfe etc. meiden.

GEFAHR DURCH NEUE VIREN

Viele Viruserkrankungen beutelten die Menschheit in der Zeit vom 18. bis 20. Jahrhundert. Die damaligen Erreger belasten uns zwar heute kaum noch, dafür ist auffällig, dass immer wieder neue Viren auftreten, die teils schwere Infektionen auslösen – einige werden von Stechmücken übertragen (Zika-Virus, Familie der Flavi-Viren) und man kann sich einer Infektion nur schwer entziehen (deshalb sind Fliegennetze und Repellents als Schutz wichtig). Hat sich die Bedrohung durch die gefürchteten Erreger von damals also auf andere Spezies verschoben und wir haben letztlich nichts gewonnen?

Angst-Virus: Coronavirus SARS-CoV-2

Zu den relativ neuen Virusinfektionen zählen die Schweinegrippe, das Chikungunyafieber und SARS (engl.: severe acute respiratory syndrome). Bei SARS handelt es sich um eine durch Viren ausgelöste Infektionskrankheit, die tödlich verlaufen kann und die 2002 erstmals in Südchina auftrat. Zu den relativ neuen Viren zählt auch das West-Nil-Virus. Oder betrachten wir das noch neuere Coronavirus SARS-CoV-2. Die Coronavirus-Epidemie (Pandemie) ist im Dezember 2019 in der Millionenstadt Wuhan (chinesische Provinz Hubei) ausgebrochen. Dieses spezielle Virus war bis dahin unbekannt. Am 30. Januar hat die Weltgesundheitsorganisation deswegen die internationale Gesundheitsnotlage ausgerufen (weitere Informationen, siehe ab Seite 128).

VIRENFORSCHUNG: KAUM NEUES

Die medizinische Forschung ist bezüglich Viren seit 1969 kaum weitergekommen. Schon vor über 50 Jahren schrieb der Enzymforscher und Arzt Prof. Dr. Max Wolf aus New York nämlich fast das Gleiche über Viren wie heute: »Viren sind leblose chemische Einheiten, sie sind Riesenmoleküle, chemisch betrachtet bestehen sie aus Nukleinsäure und Protein. Viren kommen ubiquitär vor, nur ein geringer Anteil ist pathogen.«

Auch in der Therapie der Viruserkrankungen hat sich seit damals nicht viel verändert. Zahlreiche Substanzen wurden geprüft und getestet (Chemotherapeutika), die Erfolge waren nur mäßig oder die Präparate belasteten den Patienten zu sehr oder zerstörten auch die DNA/RNA seiner Zellen.

Meine Vermutung, dass Enzyme (proteolytische Enzyme – sie lösen Eiweiße, Proteine auf) die Proteinhülle des Virus auflösen, haben 1964 schon die Ärzte Dr. Richard Bieling und Dr. Otto Gsell gehabt, wie ich später herausfand. »Da Enzyme die Proteinhülle auflösen können und das Ankleben an die Wirtszelle verhindern und die spezifische Chemotaxis unterbinden – so ließe sich eine Infektion vermeiden«, schrieben sie. 1956 empfahlen die Ärzte Dr. Miller und Mitarbeiter in den USA bereits, prophylaktisch proteolytische Enzymgemische einzunehmen, um sich vor Erkältungskrankheiten viraler Ursache zu schützen. »Auch wenn wir die Viren als Feinde betrachten, so hat die Natur etwas Beachtliches mit der Entwicklung von Viren geschaffen. Ich kann mir vorstellen, dass darin auch etwas Positives für den Menschen steckt – auch wenn wir es nicht sehen oder erkennen – zumindest aber in Ansätzen.«

GESCHICHTE DER VIREN

Offiziell sind Viren erst seit dem späten 19. Jahrhundert als biologische Einheit bekannt. Beschreibungen von Viruserkrankungen sind allerdings bedeutend älter. So liegt uns aus Mesopotamien ein Gesetzestext vom Ende des 18. Jahrhunderts vor, der von der Bestrafung eines Mannes handelt, dessen vermutlich an Tollwut (Virusinfektion) erkrankter Hund einen Menschen biss und tötete. Gehen wir noch weiter zurück, so sind aus ägyptischen Hieroglyphen Bilder bekannt, die möglicherweise die Folgen einer Kinderlähmung (Polio) zeigen. Das bedeutet, dass Viren immer schon Teil unseres Lebens, unserer Natur waren. Interessant ist, dass der bislang älteste Beleg für eine durch Viren ausgelöste Erkrankung in deformierten Knochen eines 150 Millionen Jahre alten, kleinen zweibeinigen Dinosauriers *(Dysalotosaurus lettowvorbecki)* gefunden wurde. Der Knochen wird im Berliner Museum für Naturkunde aufbewahrt und zeigt Zeichen der Erkrankung Osteodystrophia deformans, dies ist eine Infektion mit Paramyxoviren.

VIRUS – EIN GIFTIGER SCHLEIM

Das Wort Virus wurde zum ersten Mal von Aulus Cornelius Celsus (um 25 v. Chr. bis um 50 n. Chr.) benutzt. Celsus war römischer Enzyklopädist und ein bedeutender Medizinschriftsteller. Er bezeichnete den Speichel, durch den die Tollwut-Erkrankung übertragen wurde, als »giftig«. Als Entdecker der Viren (das Wort stammt aus dem Lateinischen und bedeutet Gift, Giftstoff) gilt Adolf Mayer. Bei Experimenten mit der Tabakmosaikkrankheit gelang ihm 1882 unwissentlich eine virale Erregerübertragung, indem er den Saft infizierter Pflanzen auf gesunde übertrug und bei diesen die Krankheit auslöste. Diese Übertragung hatte man bereits im 18. Jahrhundert mit dem Wort Virus (Gift) bezeichnet. Damals hatte die Londoner Times in einem Nachruf auf einen Arzt eine Gift- (Virus-) Infektion beschrieben: »Beim Zunähen einer sezierten Leiche hatte er sich in die Hand gestochen, wobei ein wenig Virussubstanz übertragen wurde, oder anders gesagt, ihm wurde Fäulnis eingeimpft.«

Der russische Biologe Dimitri Iwanowski hatte unabhängig von Mayer 1892 in einem Experiment nachgewiesen, dass der Erreger der Tabakmosaikkrankheit kein Bakterium ist. Ihm war aufgefallen, dass die Erkrankung durch einen Stoff ausgelöst wurde, der durch Filtration über einen bakteriendichten Filter nicht entfernt werden konnte. Der erste Nachweis eines tierischen Virus gelang 1898 Friedrich Loeffler und Paul Frosch. Sie entdeckten den Auslöser der Maul-und-Klauenseuche.

Erst in den 1930er-Jahren war die Wissenschaft imstande, Viren durch eine 20 000-fache Vergrößerung im Elektronenmikroskop zu sehen. Die seinerzeit entdeckten Merkmale werden noch heute bei der Einteilung von Viren beachtet. So gibt es zum Beispiel ovale, runde, helixförmige, langgestreckte, stäbchenförmige oder polyederförmige Viren. Viren weisen außerdem unterschiedliche Oberflächenstrukturen auf – manche sehen aus wie antennenartige Gebilde, andere wiederum wie geriffelt.

Die verschiedenen Eigenschaften von Viren führen zu Problemen bei der Medikamentenentwicklung. Und wenn Medikamente entwickelt werden, können diese nicht im Labor an Viren getestet werden, da Viren sich nicht so einfach anzüchten lassen, da sie einen lebendigen Organismus benötigen, um fortzubestehen. Man versucht deshalb, in Tierversuchen Erkenntnisse über die Virenbehandlung zu sammeln. Auch dies ist nicht so einfach, da manche Viren auf bestimmte Wirtszellen spezialisiert sind. Das heißt, wenn sie menschliche Zellen befallen, interessieren sie sich nicht für tierische – damit wären Versuche hinfällig.

DER ESSIG DER VIER DIEBE: NICHT NUR GEGEN BAKTERIEN

Beim Essig der vier Diebe handelt es sich um eine Essig-Duftstoff-Mischung, die auch als Pestessig bezeichnet wird. Dieser spezielle Essig mit Duftstoffen (= Vinaigrette) entstand im Jahr 1720 in Südfrankreich, als dort die Pest wütete. Entwickelt und verwendet wurde er von vier Dieben, die Häuser von Pestkranken ausräumten und sich mit Schmuck und Geld bereicherten. Als man sie schnappte, bot man ihnen Straffreiheit an, sofern sie ihr Rezept, wie sie vor der Pest immun blieben, verraten.

In Meyers Konversations-Lexikon von 1888 wird der Pestessig erwähnt, wie in vielen medizinischen Schriften der damaligen Zeit. Im Lexikon lesen wir: »... auch jetzt noch zum Räuchern von Krankenzimmern benutzt. Man behandelt Wermut, Raute, Pfefferminze, Rosmarin, Salbei, von jedem 22,5 g, Lavendelblüten 30 g, Engelwurzel, Kalmuswurzel, Knoblauch, Zimt, Muskatnuss, Gewürznelken, von jedem 3,75 g, mit 2 kg Weinessig und 120 g konzentriertem Essig, presst nach einigen Tagen ab und setzt 11 g Kampfer, in 30 g Alkohol gelöst, hinzu.«

Der Pestessig wurde auch als Spitzbubenessig und Vierräuberessig bezeichnet. Diese Duftmischung verbreitete sich schnell in ganz Europa. In England nannte man sie The four Thieves Vinegar. Schnell empfahl man bei auftretenden Infektionen in Europa, dass sich die Menschen zum Schutz vor Infektionskrankheiten mit diesem Essig den Mund ausspülen sollten und ebenso den Körper damit waschen sowie ein paar Esslöffel täglich einnehmen sollten. Die Entwicklung dieses Essigs der vier Diebe war der Vorläufer für viele verschiedene Essigarten, die man mit Duftkräutern herstellte (Vinaigrettes) und die es auch heute noch gibt (auch für medizinische Zwecke, Adressen, Seite 140). Heute weiß man durch Untersuchungen von ätherischen Ölen, dass verschiedene Öle aus diesem Essig nicht nur antibakteriell, sondern auch antiviral (Lavendel) wirken.

Pest und Pocken – Bedrohung im Mittelalter

Zu den schlimmsten Erkrankungen im Mittelalter zählten Pest und Pocken. Während die Pest durch Bakterien übertragen wird, ist es bei den Pocken das Variola-Virus (Spezies der Pockenviren, Variola Virus alias Orthopoxvirus variolae). Die Pocken (oder Blattern) gehören zu den gefährlichsten Erkrankungen des Menschen. Auch die Pest (lateinisch von pestis = Seuche) war eine im Mittelalter gefürchtete Infektionskrankheit – sie wird durch das Bakterium *Yersinia pestis* verursacht und kann in verschiedenen Formen auftreten, unter anderem als Beulenpest (Bubonenpest) oder Lungenpest. Hundertausende von Menschen wurden durch die Infektionen dahingerafft und nur wenige überlebten – zum Beispiel die berüchtigten vier Diebe aus Marseille und Toulouse, und zwar durch einen wundersamen Essig (siehe links).

VERSCHIEDENE THEORIEN ZU VIREN

Viren sind Parasiten und benötigen Wirtszellen, um sich zu vermehren, außerhalb von Wirtszellen ist dies nicht möglich. Solche Wirtszellen bieten wir Menschen ihnen. Man könnte auch sagen, sie infizieren uns, weil sie als Parasit »überleben« wollen. Warum genau uns Viren infizieren, weiß man nicht. Benötigen sie den Menschen oder andere Lebewesen, weil sie mit ihnen in Symbiose leben? Haben sie bestimmte Aufgaben im Körper zu erfüllen (siehe Seite 26)? Das sind alles Vermutungen und Fragen – vielleicht wird die Wissenschaft in einigen Jahren weiter sein und mehr über Viren wissen.

Warum kommt die Grippe immer im Winter?

Dazu gibt es verschiedene Theorien.

Dr. med. Dr. med. dent. Helmut Schimmel, Arzt und Zahnarzt, Homöopath und Naturheilkundiger, war einer der ersten, der sich mit Witterungszuständen und viralen Infektionen beschäftigt hat. Schimmel hatte in den 1980er-Jahren beobachtet, dass nasskaltes Wetter eine Virusinfektion begünstigt. Feuchte Luft enthalte besonders viele Viren. Sobald die Sonne hervorkomme, vertreibe sie mit ihren UV-Strahlen die Viren oder töte sie ab. Virusinfektionen können nach seinen ebenfalls jahrzehntelangen Beobachtungen über verschiedene Möglichkeiten erfolgen, zum Beispiel durch Schnakenstiche, ebenfalls beim Aufenthalt im Freien durch Einatmen von Gülle-Geruch bei frisch ausgebrachter Gülle. »Wenn keine Sonne scheint«, so Schimmel, »können die Viren überall präsent sein«. Je höher die Temperaturen, desto schlechter würden sie überleben. Je kälter, desto besser. Deshalb würden sie im Winter häufiger übertragen.

US-Forscher haben herausgefunden, dass hohe Luftfeuchtigkeit das Infektionsrisiko mindert. Ein Grund, weshalb Grippeviren im Winter häufiger auftreten und Infektionen auslösen, sei die Austrocknung der Körperschleimhäute. In der Heizperiode ist die Luft trocken, auch die Schleimhäute trocknen aus, die Flimmerhärchen auf Rachen- und Nasenschleimhaut, die Fremdstoffe und Erreger nach außen befördern sollen, sind beeinträchtigt. Unter Flimmerepithel oder Respiratorisches Epithel versteht man eine Schicht aus spezialisierten Schleimhautzellen, welche den größten Teil der Atemwege auskleidet. Es zeichnet sich durch Kinozilien (Flimmerhärchen) auf der Schleimhautoberfläche aus. Dieses Flimmerepithel dient der Reinigung der Atemwege.

Bei Versuchen mit Viren und der Luftfeuchtigkeit haben die amerikanischen Forscher Folgendes entdeckt: Bei einer Luftfeuchtigkeit von 23 Prozent waren nach einer Stunde noch 75 Prozent der Viren ansteckend. Bei einer Raumluftfeuchtigkeit von 43 Prozent sank der Anteil der infektiösen Viren auf 20 Prozent. Erst nach 15 Minuten feuchtem Klima im Raum wurden sie inaktiv und verloren ihre Wirkung. Das bedeutet, dass ein Raumluftbefeuchter im Winter von Vorteil ist – und, dass Sie die Luftfeuchtigkeit bestimmen: Ideal wäre ein Wert von 40 bis 45 Prozent. Bei manchen Raumluftbefeuchtern kann man ätherische Öle zusetzen. Welche ätherischen Öle am besten gegen Viren wirksam sind, lesen Sie auf Seite 55.

Jahreszeitliche Änderungen der Immunkompetenz hat Prof. Dr. Jun Takanari, Japan, im Januar 2015 im »Journal of Evidence-Based Complementary & Alternative Medicine« beschrieben. Und zwar können sich jahreszeitliche Einflüsse auf die Immunfunktion auswirken – vor allem im Winter durch eine Schwächung. Das häufigere Auftreten von Infektionskrankheiten im Winter belege dies, so Takanari. Die Schwächung des Immunsystems korreliere mit der Lufttemperatur. Der Nasenweg sei der Kälte ausgesetzt und kühle ab, wodurch der Selbstreinigungsmechanismus der Schleimhaut (mukoziliäre Clearance) gestört und die Immunantwort des Nasenwegs beeinträchtigt werde. Die Zahl der im Körper gebildeten Natürlichen Killerzellen sinke als Folge der tieferen Temperaturen im Winter.

Haben Viruserkrankungen einen Sinn?

Die anthroposophische Lehre nach Rudolf Steiner (1861–1925) beschäftigte sich schon in den 1980er-Jahren damit, ob Kinderkrankheiten wie Masern, also durch Viren ausgelöste Erkrankungen, einen Sinn haben. Die Autoren Dr. med. W. zur Linden und Dr. med. Walter Bühler bejahen dies. Als Beispiel führen sie die Masern an: Die katarrhalischen Veränderungen und Schwellungen lassen einen individuelleren Gesichtsausdruck entstehen und Eigenarten und Schwierigkeiten im Wesen, die zuvor bestanden, zurücktreten. Das bedeutet: Kinderkrankheiten tragen zur Persönlichkeitsentwicklung und zur Stabilisierung der Gesundheit der kleinen Menschen in hohem Maße bei! (Quelle: Heepen, Günther H.: »Schüßler-Salze für Kinder«, GU Kompass, 3. Auflage, 2007).

Prof. Enderleins Virus-Theorie

In der Komplementärmedizin gibt es verschiedene Theorien über die Entwicklung von Viren und Infektionen. So vertrat der Pleomorphismus-Begründer Prof. Dr. Günther Enderlein (1872–1968) die Ansicht, dass sich kleine Teilchen, Protiten, in andere Wuchsformen weiterentwickeln können, also zu Viren, Bakterien und Pilzen. Unter Pleomorphismus (von griechisch pleion = »mehr«, morphe = »Gestalt«) versteht man die Lehrmeinung, dass sich Zellen, Viren und Bakterien ineinander umwandeln und in verschiedenen Erscheinungsformen auftreten können. Die Schulmedizin erkennt das von Enderlein begründete Pleomorphismus-Konzept nicht an. Bei der Enderlein-Diagnostik wird ein Dunkelfeldmikroskop verwendet, mit dem verschiedene Wuchsformen von Erregern entdeckt werden. Enderlein hat eine spezielle Therapie entwickelt, um diese für den Organismus belastenden Wuchsformen wieder in »harmlose« Protiten zurückzuverwandeln (Sanum-Präparate, siehe Seite 59 f.).
Enderleins Entdeckung hatte einige Jahre davor schon der Arzt, Mikrobiologe und Wissenschaftler Prof. Dr. Antoine Béchamp (1816–1908) gemacht. Er hatte innerhalb von Zellen und auch in der Blutbahn kleine, runde, körnige Körperchen entdeckt, die er Mikrozyme nannte. Béchamp hatte wie auch Enderlein entdeckt, dass Mikrolebewesen einen Wandlungsprozess durchmachen können. So sah er, dass sich eine Blutzelle in eine Bakterie verwandelte und umgekehrt. Béchamp hatte auch beobachtet, dass Mikrozyme aus sterbenden Zellen entwichen, sie schlossen sich zusammen und wurden Bakterien oder Viren. Er sah, wie sich Viren zu anderen Viren entwickelten – oder zu Pilzen (Hefepilze, Schimmelpilze).
Etwas Ähnliches hat vor zirka 20 Jahren der amerikanische Mikrobiologe und Biochemiker Dr. Robert O. Young entdeckt: Er sah zum Beispiel, dass sich Anthrax-Bakterien (Milzbrand-Erreger) im Blut eines Menschen in eine rote Blutzelle verwandelten und wieder zurück.

Kritik an den Impfungen

Masern-Virus: Dr. Stefan Lanka aus Langenargen/Bodensee (Biologe, Autor mehrerer Bücher, Herausgeber des Magazins »Wissenschafftplus« und Impfkritiker) hat selbst universitäre Erfahrungen gesammelt, was die Entdeckung von Viren betrifft, und bemängelt unter anderem beim Masern-Virus, dass es niemals gesehen und fotografiert wurde. Dies, so Lanka, sei aber die Voraussetzung für die Anerkennung der Existenz eines Virus. Lanka prozessiert, um die Wahrheit ans Licht zu bringen. Wenn es nämlich kein Masern-Virus gibt, wäre auch die gesetzlich vorgeschriebene Impfpflicht für Masern fragwürdig.
Dr. Lanka schreibt in der Zeitschrift Wissenschafftplus 2/2017: »Es ist seit 1. 12. 2016, dem Tag der Bestätigung des Masern-Virus-Prozess-Urteils des OLG Stuttgart durch den BGH, deutsche Rechtsprechung, dass auch die erste Publikation im Masern-Virus-Prozess, die Publikation des Nobelpreisträgers John Franklin Enders und seiner Kollegen aus dem Jahr 1954, keinen Beweis für die behauptete Existenz des vermuteten »Masern-Virus« darstellt. Alle Aussagen zum »Masern-Virus«, zur Übertragbarkeit von Masern und zur Masern-Impfung basieren exklusiv und nur auf dieser Publikation. Da jetzt Rechtsprechung ist, dass diese Publikation keinen Beweis für die behauptete Existenz des angenommenen Masern-Virus enthält, steht fest, dass allen 30 000 Fachpublikationen zu diesen Themen die Grundlage entzogen ist.«
Grippeschutzimpfungen: Im Falle von Grippeschutzimpfungen sind in den vergangenen Jahren weitere berechtigte Zweifel aufgetreten, wie der Heilpraktiker und Medizinkritiker René Gräber in seinen Rundbriefen schreibt (www.naturheilt.com): »Zum Beispiel fanden bereits 2009 niederländische Wissenschaftler heraus, dass bei Mäusen eine Grippeimpfung gegen Influenza-A-Viren die Bereitschaft einer Infektion mit dem Vogelgrippevirus A/H5N1 signifikant erhöht (siehe Bücher, Seite 138). Die gleichen Wissenschaftler zeigten 2011, dass eine solche Impfung

bei Kindern, deren Anfälligkeit für Infektionen mit Subtypen deutlich erhöht ist, das Immunsystem in seiner Abwehrleistung schwächt. Zudem verläuft die Grippe bei geimpften Kindern gravierender als bei nicht geimpften. So müssen dreimal mehr geimpfte Kinder wegen Grippe ins Krankenhaus als nicht geimpfte (siehe Bücher, Seite 138).
Die Gemeinsamkeiten in den Befunden dieser Arbeiten sind frappierend, sodass man kaum noch an ein Zufallsergebnis glauben kann. Es stellt sich nun die spannende Frage, wie kommt es dazu, dass man unter einer Grippeschutzimpfung doch noch erkranken kann und potenziell einem höheren Risiko für andere Infektionen ausgesetzt ist? Eine mögliche Erklärung sind die »Zutaten«, die der Impfling im Impfserum zu sich nehmen muss, ungefiltert und 100 Prozent bioverfügbar. Diese »Zutaten« bestehen aus Chemikalien wie Formaldehyd, Wirkungsverstärkern (meist Quecksilber oder Aluminium), Antibiotika und vielen anderen Substanzen, die unter normalen Verhältnissen als umweltschädlich, giftig, krebserregend etc. gehandelt werden.

»Fast alle Erkrankungen werden durch Viren ausgelöst«

Interessant ist auch die Theorie des berühmten Virusforschers Wendell Stanley (1904–1971). Wie Günter Albert Ulmer in »Die außergewöhnlichen Heilkräfte der Birke« (siehe Bücher, Seite 139) schreibt, vertrat Stanley die Ansicht, dass die meisten, wenn nicht alle Erkrankungen von Viren hervorgerufen werden. Eine gestörte Zellatmung soll die primäre Ursache dafür sein, dass sich krankheitsverursachende Eiweißstoffe – sogenannte Protiten (siehe Seite 38) – bilden, die sich zu Viren entwickeln können. Wenn sie in einen Organismus mit geschwächter Zellatmung eindringen, können diese Viren den Anlass dazu geben, dass sich beispielsweise ein Krebsprozess anbahnt.

Dr. Henning Karström: vom Tier auf den Menschen übertragen

Ein anderer Arzt, den Ulmer erwähnt, ist Dr. Henning Mauritz Karström (1899–1989). Er vertrat die Ansicht, dass Fleisch von Schlachttieren, die oft in verheerenden Verhältnissen lebten und mangelhafte ungesunde Nahrung erhielten, höchstwahrscheinlich diese virusartigen pathologischen Eiweißstoffe enthalten könne. Wenn solches Fleisch in größerem Umfang von Menschen verzehrt wird und ist deren Zellatmung durch eine verkehrte Lebensweise stark herabgesetzt, dann können diese Viren leicht zum Anlass von Krebs werden. Betrachten wir unter diesem Gesichtspunkt den neuen Ausbruch des Coronavirus im Januar 2020 (es gab schon einmal einen im Jahr 2002), finden wir Parallelen: Beim neuen Coronavirus handelt es sich um einen Virusstrang, der bisher noch nicht aufgetaucht war und der von Tieren stammt. Die ersten Opfer des Virus waren in schlechter Gesundheit zur Zeit der Ansteckung.

Schlägt die Natur zurück?

Wie G.A. Ulmer schreibt, haben die Krankheiten bei Kühen und Haustieren in beunruhigendem Maß zugenommen. Dies sei ein deutliches Zeichen für einen gestörten Stoffwechsel und eine herabgesetzte Zellatmung sowie dafür, dass virusartige pathologische Eiweißstoffe auch leicht im Organismus dieser Tiere entstünden. Da der Verbrauch von Fleisch in den Industrienationen nach Berichten der FAO (Food and Agriculture Organisation) größer sei als je, sei es höchst wahrscheinlich, dass der erhöhte Fleischverbrauch erheblich zu der ständig steigenden Zahl der Krebserkrankungen beitrage. Meines Erachtens könnte man die Folge des erhöhten Fleischverbrauchs auch anders interpretieren: Je schlechter die Bedingungen der Massentierhaltung aufgrund erhöhter Nachfrage, desto schlechter der Zustand der Tiere und desto mehr virale Krankheiten brechen aus.

Spielt die Ernährung eine Rolle bei Virusinfektionen?

Der amerikanische Arzt Dr. Benjamin P. Sandler (1902–1979) war als Internist in verschiedenen Krankenhäusern tätig und als junger Arzt Assistent während der ersten großen Polio-Epidemie (Kinderlähmung) in New York 1931. Sein Leben als Arzt war geprägt durch die Erforschung der Ursachen und Zusammenhänge dieser Viruserkrankung. Nach Befragen von Tausenden Erkrankter und Untersuchungen der Begleitumstände der Polio kam er zu dem Schluss, dass vor allem Menschen, die sich zuckerlastig ernähren und sich körperlich vor der Infektion verausgabt hatten, Kinderlähmung bekamen.

Polio-Viren sitzen auf den Schleimhäuten: Viele Menschen, so Sandler, tragen das Polio-Virus in sich auf den Schleimhäuten von Nase, Magen-Darm-Trakt und Hals. Es könne Bindegewebe und Schleimhaut des Menschen aber nur durchdringen, wenn zwei Voraussetzungen gegeben sind:

- ◇ ein Abfallen des Blutzuckers auf Werte von 45 bis 65 mg/dl (Normwert nüchtern: 70–99 mg/dl)
- ◇ körperliche Verausgabung, wie übermäßiger Sport

Benjamin P. Sandler hatte beobachtet, dass sich Kinder und Jugendliche, aber auch Erwachsene während und vor dem Sport hauptsächlich mit Industriezucker (Fabrikzucker – zum Beispiel in süßen Getränken) und stärkereicher Nahrung (Auszugsmehle) ernährten. Beides sind schnell verdauliche Kohlenhydrate. Generell sah die Ernährung der Menschen in Nordamerika kohlenhydratüberschüssig aus. Die ungewöhnliche körperliche Anstrengung bei Marathonläufen, beim Schwimmen, Radfahren und bei anderen Sportarten führte schließlich zu einem Absinken des Blutzuckerwertes, nachdem dieser anfangs kurzfristig angestiegen war.

Blutzuckerabsenkung führt zur Infektion: Innerhalb dieser kritischen Stunden konnte das Polio-Virus die Oberfläche der

Schleimhäute durchdringen, die Nervenzellen erreichen und innerhalb von 24 Stunden die Krankheit auslösen und bei einigen Menschen in ebenso kurzer Zeit auch zum Tode führen. Andere Ärzte, auch weltweit (Dr. Levinson, Dr. W. J. McCormick, Dr. Gordon, Dr. Derrick), fanden Ähnliches heraus und warnten vor einer zuckerlastigen Ernährung in Kombination mit körperlicher Anstrengung.

Sandler stellte fest, dass eine vollwertige Frischkost ohne Fabrikzucker, sondern mit viel Obst, Gemüse, Salaten, Vollkorn, Butter, Käse, Fisch zu einem konstanten Blutzuckerwert führte, der sich auch bei sportlicher Bestätigung erhalten ließ – dabei ließ sich die Gefahr einer Virusinfektion vermeiden.

Dr. Sandlers große Aktion: 1948 startete Dr. Sandler mithilfe von Funk und Presse eine Aktion, um die Menschen über die Gefahr der Kinderlähmung und den Zusammenhang mit der Nahrung aufzuklären. Innerhalb von einer Woche zeigte sich ein drastischer Abfall der Erkrankungsfälle im Vergleich zu der jedes Jahr im Sommer üblichen negativen Entwicklung. Die Erkrankungszahlen in den vergangenen Jahren waren in etwa immer gleich, aber zu der Zeit, als Dr. Sandler sein Ernährungsschutzprogramm propagierte, kam es zu 1581 Erkrankungsfällen weniger. Damit lag ihm der Beweis vor, dass das Polio-Virus oder das körpereigene Immunsystem zuckerabhängig im Organismus arbeiten.

»Kinderlähmungs-Epidemien sind am häufigsten und auch am schwersten in den Ländern aufgetreten, deren hoher Lebensstandard sich gleichzeitig durch einen entsprechend hohen Zuckerverbrauch manifestiert. Ferner ist es eine Tatsache, dass Polio-Epidemien bis jetzt niemals in denjenigen Ländern festzustellen waren, wo die Eingeborenen wenig Fabrikzucker verbrauchen« (Benjamin P. Sandler, M. D.).

Leider wurde bei anderen viralen Infektionen niemals untersucht, inwiefern sich beispielsweise Herpes-Viren ernährungsabhängig und mit körperlicher Belastung verbunden vermehren oder eine Infektion getriggert wird.

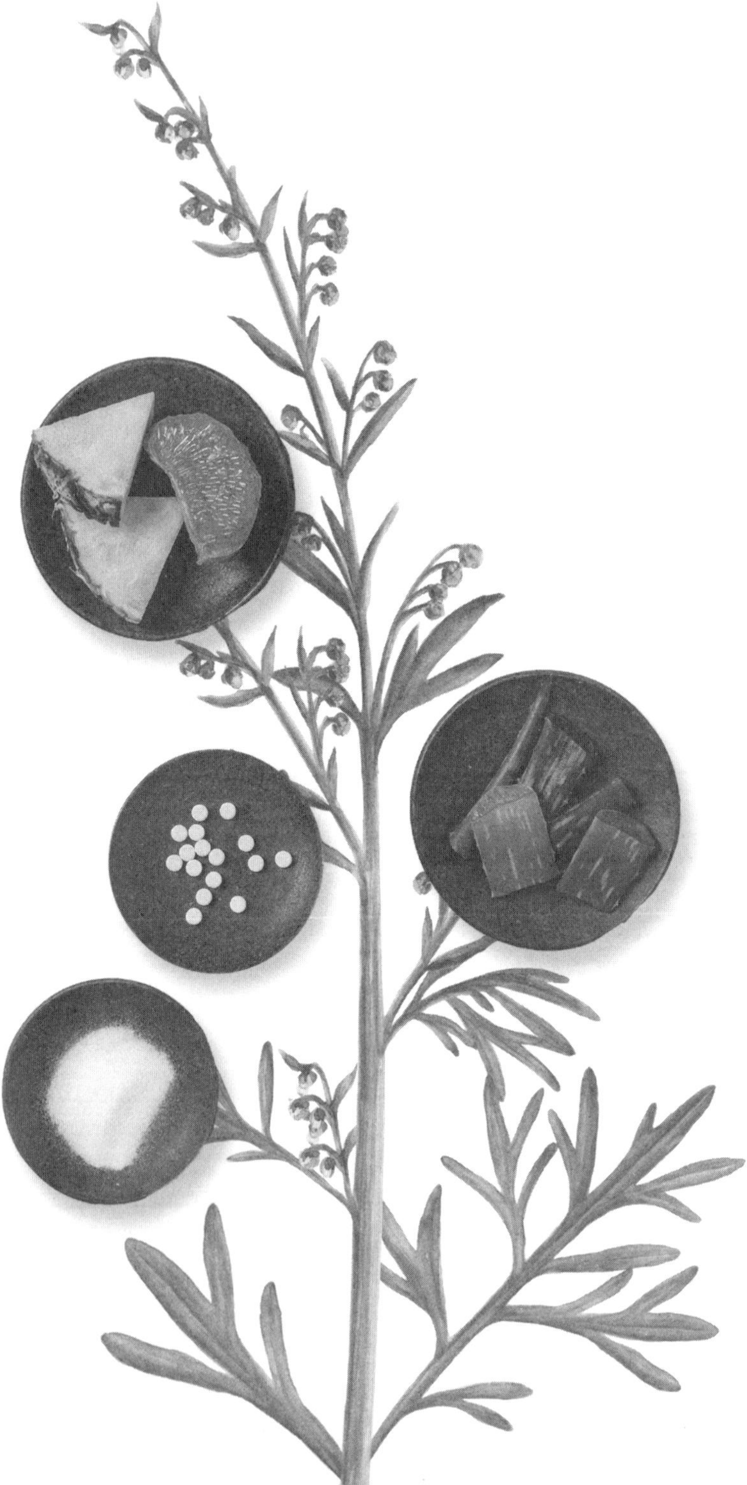

Naturheilkundliche Selbsthilfe bei EBV und Co.

In diesem Kapitel stelle ich verschiedene Maßnahmen und Mittel aus der Naturheilkunde vor, die ich in meiner Praxis erfolgreich gegen Viren eingesetzt habe.

SO WIRKEN NATÜRLICHE VIRENKILLER

Das Schlimme an Viren für uns Menschen ist die Fähigkeit zur Vervielfältigung. Könnten wir dies verhindern, würden Viren keine Bedrohung darstellen. In der Naturheilkunde gibt es verschiedene Möglichkeiten um a) den Kontakt zu Schleimhäuten (dort dringen sie ins Gewebe ein) zu blockieren, b) das Anhaften von Viren an Zellen zu verhindern und c) deren Replikation einzuschränken. Wie dies funktioniert, erfahren Sie weiter unten. Bei Viren handelt es sich nicht um Lebewesen, also können sie auch nicht abgetötet werden, wie dies oft von antiviralen Wirkstoffen oder Therapien behauptet wird. Denn was nicht lebt, kann ich nicht töten. Dennoch gibt es Präparate, Wirkstoffe und Methoden, von denen man nachweislich weiß, dass sie die Virenlast verringern oder Viren das »Leben« schwer machen. Von vielen Methoden ist bekannt, dass sie bei Virusinfektionen helfen, aber man kann nicht erklären, wie sie helfen.

NATURHEILKUNDLICHE BEHANDLUNG HAT VORTEILE

Die natürliche Virusbehandlung zeigt gegenüber schulmedizinischen Maßnahmen verschiedene Vorteile. Zum einen ist die Behandlung unbelastend für den Organismus im Gegensatz zur schulmedizinischen Chemotherapie. Zum anderen ist die naturheilkundliche Behandlung der Schulmedizin in vielem überlegen. Die wissenschaftlich festgestellten bzw. nachgewiesenen

Wirkungen sind letztlich fast immer die gleichen – nur die Heilmittel sind andere.

Wirkmechanismen und Wirkungen von Naturstoffen

1. Die Infektion (von lateinisch inficere – anstecken, vergiften, hineintun) geht jeder Reproduktion von Viren mit dem Erreichen der passenden Wirtszelle voraus. Zunächst kommt es zur Adsorption. Hierbei heftet sich das Virus an die Zelle an. Polyphenole (siehe Seite 105) können dieses Anheften verhindern, indem sie mit den Virus- und Zellmembranproteinen eine Verbindung eingehen, Virusrezeptoren besetzen und so die Adsorption an die Zellmembran verhindern. Es kommt zur Unterbrechung der Reinfektion und zur Verkürzung der Heilungsphase.
2. Kolloidales Silber (ultrafeine Partikel von Silber, die in destilliertem Wasser gelöst sind, siehe Seite 68) zerstört Viren und Bakterien. Kolloidales Silber zerstört die Virus-DNA-/RNA-Stränge und somit die Nukleinsäure der Viren, sie können sich also nicht weiter vervielfältigen. Die folgenden Viren sollen durch kolloidales Silber zerstört werden (nach Kühni / von Holst »Kolloidales Silber als Medizin«): Adeno-Viren, Herpes-Viren, Masern-Virus, Mixo-Viren (Influenza-Viren), Polio-Virus, Rhinoviren, Röteln-Virus, Varicella-Zoster-Virus.
3. Beta-Glucane (siehe Seite 56) stärken und aktivieren über Rezeptoren die Makrophagen (große Fresszellen) – diese erkennen und vernichten dann die Viren.
4. Enzyme im Blut (zum Beispiel Trypsin) bewirken, dass Viren ihre Infektiosität verlieren – vermutlich, weil Enzyme die Proteinhülle der Viren auflösen.
5. Betulinsäure aus Birkenrinde (siehe Seite 56), eine Untergruppe der pentazyklischen Triterpene, kann Viren am

Eindringen in die Wirtszelle hindern und die Reife zum infektiösen Stadium blockieren.

6. Lysozym (siehe Seite 61) verhindert das Anhaften des Virus an die Schleimhaut, sie »rutschen« aus dem Rachen in den Magen, dort werden sie von der Magensäure zerstört. Vorsicht bei Allergie auf Hühnereiweiß!
7. Hemmung der reversen Transkriptase: Manche Viren enthalten einen Kern aus zwei RNA-Ketten und ein Enzym. Wie alle Lebewesen muss das Virus für seine Reproduktion DNA erzeugen. Mithilfe eines Enzyms (reverse Transkriptase) kann RNA in DNA umgeschrieben werden. Die Zelle übernimmt die DNA und beginnt mit der Virenproduktion. Wird dieser Prozess gehemmt, können in der Wirtszelle keine neuen Viren produziert werden. In Studien konnte belegt werden, dass Polyphenole (siehe Seite 105) diese für die Replikation benötigten Enzyme hemmt.
8. Zink (siehe Seite 102) stabilisiert die Zellmembran und bildet eine aktive Barriere gegen Keime und unterbindet die Vermehrung (Replikation) von Erkältungsviren. Für die äußerliche Anwendung (Herpesbläschen) ist es wichtig, Zink möglichst früh aufzutragen. Zink besitzt eine Affinität zum Adhäsionsmolekül-1 (ICAM-1 Rezeptor) und verhindert dadurch die Anheftung der Viren an die Epithelzellen der Schleimhaut. Außerdem hemmt Zink die Replikation der Rhinoviren, indem es die Bildung der Kapsidproteine verhindert. Zink wirkt positiv auf die Zellen des Immunsystems, besonders in Kombination mit Vitamin C. Zink aktiviert das Hormon Thymulin, das die Reifung der T-Lymphozyten reguliert. Bei akuten viralen Infekten kann die Zinkdosis für die ersten drei Tage der Behandlung bis auf das Dreifache erhöht werden.
9. Naturstoffe wie Betacarotin, Vitamin C, Vitamin E und andere können die Natürlichen Killerzellen (NK) stimulieren, es werden mehr NK gebildet. Testpersonen, die 30 mg

Betacarotin täglich verzehrten, hatten bedeutend mehr Natürliche Killerzellen. Das gilt ebenfalls für Personen, die täglich Joghurt aßen. Auch die Anzahl von virusvernichtenden Lymphozyten wurde nach Selene Yeager, Memorial University, Neufundland, erhöht.

10. Der Naturstoff Quercetin (siehe Seite 98) zerstört das genetische Material der Viren – diese können sich dann nicht mehr vermehren. Quercetin hemmt sowohl das Herpes-Virus als auch verschiedene Grippeviren.
11. Von Resveratrol (siehe Seite 108), wie Quercetin ein Polyphenol, konnte in Versuchen mit durch Epstein-Barr-Viren infizierten Zellen gezeigt werden, dass es die Virenvermehrung stoppt und das Virus zerstört.
12. Sulfurophan gehört wie die Polyphenole zu den sekundären Pflanzenstoffen (siehe Seite 104). Es kommt als Senfölglykosid-Glucoraphanin in Kreuzblütengewächsen wie Brokkoli und Kohl vor. In Versuchen konnte auch gezeigt werden, dass dadurch die Aktivierung des Epstein-Barr-Virus gehemmt wurde und die Zellen, die mit EBV befallen waren, reduziert wurden (phagozytiert).
13. Ebenfalls zu den Polyphenolen zählt Hydroxytyrosol. Hier konnte eine antivirale Wirkung auf das Influenza-Virus bestätigt werden – es bewirkt eine morphologische Veränderung des Virus. Hydroxytyrosol (HT), eine kleinmolekulare Phenolverbindung, inaktivierte Influenza-A-Viren einschließlich H1N1-, H3N2-, H5N1- und H9N2-Subtypen (www.sciencedirect.com/science/aticle/abs/pii/S0166354209002770?via%3Dihub).
14. Sauerstoff (siehe Rizole, Seite 84) denaturiert das Viren-eiweiß und zerstört dieses.

VIRENKILLER VON A BIS Z

Die Natur kennt viele Möglichkeiten, die uns einerseits vor Viren schützen und andererseits helfen, wenn wir an einer Virusinfektion erkrankt sind. In diesem Ratgeber lernen Sie viele Möglichkeiten kennen, die uns die Natur bietet.

AHCC® (ACTIVE HEXOSE CORRELATED COMPOUND) VERBESSERT DIE IMMUNKOMPETENZ

Wie Sie auf Seite 49 gelesen haben, schrieb Selene Yeager vor über 20 Jahren, und zitiert Untersuchungen an Shiitake-Pilzen von Dr. Robert Murphy, Torrington, Connecticut: Shiitake- und Maitake-Pilze enthalten die Polysaccharide Lentinan und Beta-Glucan (siehe Seite 56) und regen dadurch das Immunsystem zu voller Leistung an. Lentinan ist eine aus dem Shiitake-Pilz *(Lentinula edodes)* isolierte Substanz. Chemisch gesehen handelt es sich um ein Glucan, wie Beta-Glucan im Maitake-Pilz.
In Laborversuchen wurde außerdem nachgewiesen, dass Beta-Glucan die T-Zellen vor der Zerstörung durch das HI-Virus schützt. Beta-Glucan ist ein pflanzlicher Ballaststoff, der zum Beispiel in natürlicher Form in Zellwänden von Pilzen vorkommt. Beta-Glucan ist außerdem ein Sammelbegriff für eine Gruppe von β-D-Glukose-Polysacchariden.
Neuere Studien bestätigen, dass der Shiitake-Pilz eine Wirkung gegen Viren besitzt (Foundation OrthoKnowledge; Greenleaves, siehe Adressen, Seite 140), und zwar sollen dadurch die Dendritischen Zellen im Blut ansteigen. Dendritische Zellen sind Zellen

des Immunsystems, sie haben die Aufgabe, fremde Strukturen und entartete Zellen zu erkennen und deren Zerstörung anzuregen. Sind mehr Dendritische Zellen vorhanden, funktioniert die Abwehr besser. Durch die Modulation des Immunsystems senkte sich die Virenlast, Influenza-Viren, das West-Nil-Virus, Papilloma-Viren und andere Viren konnten so erfolgreich bekämpft werden. Die Anhebung der Anzahl von Dendritischen Zellen geschah durch einen Extrakt aus dem Shiitake-Pilz (AHCC) – danach erfolgte ein signifikanter Anstieg der Dendritischen Zellen.

Wie der Arzt und Biochemiker und AHCC-Forscher Dr. Kohei Homma aus Japan mir in einem Gespräch anlässlich seines Deutschland-Besuches mitteilte, habe man selbst bei schweren Virenerkrankungen mit drei Gramm AHCC täglich gute Resultate erzielt. Eine vorbeugende Einnahme (ein Gramm) im Winter sei allerdings vorteilhafter, um gar nicht erst zu erkranken. Neben der Wirkung auf das Immunsystem wirkt AHCC auch entzündungshemmend und regt die Bildung »guter« Keime im Darm-Mikrobiom an – pathogene Keime wurden abgebaut. Neueste Erkenntnisse (03/2020) haben nun gezeigt, dass AHCC Natürliche Killerzellen und Natürliche Killer T-Zellen moduliert und aktiviert. Auch wenn die Wirkung gegen das Coronavirus nicht im Einzelnen untersucht wurde, wird seitens der Forscher davon ausgegangen, dass es auch gegen Coronaviren wirksam ist.

Präparate: AHCC® 500 mg Kapseln (Greenleaves).

WICHTIGER HINWEIS

Alle im Buch genannten Dosierungen und Mittel gelten nur für Jugendliche und Erwachsene.

BITTE GEHEN SIE RECHTZEITIG ZUM ARZT

In diesem Kapitel lernen Sie verschiedene Heilmittel und Methoden kennen, die Ihnen helfen, sich vor Viren zu schützen. Ebenfalls gebe ich Ihnen Tipps für Ihre eigene naturheilkundliche Behandlung (auch unterstützend zur ärztlichen Therapie). Bitte suchen Sie rechtzeitig einen Arzt auf, wenn Sie heftige Symptome wie Fieber oder Schmerzen haben oder wenn Sie Ihre Beschwerden nicht einschätzen können. Wenn Sie prompt reagieren, verlieren Sie keine wichtige Zeit.

Viren können auch andere schwere Infektionen hervorrufen, bei denen eine Selbstbehandlung nicht angezeigt ist. Dazu zählen zum Beispiel das virusbedingte hämorrhagische Fieber oder die akute Virus-Hepatitis (Leberentzündung). Diese Erkrankungen werden in diesem Buch nicht beschrieben, weil sie für die Selbstbehandlung nicht geeignet sind. Gegen eine unterstützende Behandlung spricht jedoch nichts, im Gegenteil.

ÄTHERISCHE ÖLE

In der Phytotherapie (Pflanzenheilkunde) und hier speziell in der Therapie mit ätherischen Ölen (Aromatherapie) gibt es verschiedene Forschungen, die die Wirkung von ätherischen Ölen gegen Viren bestätigen (zum Beispiel Prof. Jürgen Reichling, Universität Heidelberg – Forschung: Antivirale Wirkung von ätherischen Ölen, siehe rechts).

Starke antivirale Eigenschaften weisen die Wirkstoffe Monoterpen-Aldehyde (etwa in Kubebenpfeffer, Zitroneneukalyptus und

Melisse) sowie die aromatischen Aldehyde auf. Monoterpene kommen zum Beispiel in Zitrusdüften vor. Ebenfalls stark antiviral wirken die Monoterpenole – sie kommen zum Beispiel in Storchschnabelgewächsen wie *Pelargonium asperum* oder *Pelargonium graveolens* vor – oder die Monoterpenoxide, die in den Blättern von Myrtengewächsen wie Eukalyptus enthalten sind.
Prof. Dr. Jürgen Reichling hatte bereits 2014 in einem Vortrag neuere Daten vorgestellt, die zeigen, wie ausgewählte ätherische Öle gegen Bakterien, Pilze und Viren wirken. Die Daten umfassen sowohl experimentelle Untersuchungen als auch klinische Humanstudien. Prof. Reichling arbeitet am Institut für Pharmazie und Molekulare Biotechnologie an der Universität Heidelberg (Saller, R./Reichling, J./Hellenbrecht, D.: »Phytotherapie, klinische, pharmakologische und pharmazeutische Grundlagen«, Haug Verlag, Heidelberg, 1995, und andere Werke).
Mit der antiviralen Wirkung von ätherischen Ölen haben sich auch der inzwischen verstorbene Prof. Dr. Dr. Dietrich Wabner und Stefan Theierl beschäftigt. In ihrem Buch »Klinikhandbuch Aromatherapie« nennen sie als stark antiviral wirkend die ätherischen Öle Lemongras-Öl und Cajeput-Öl. Sie sollen Viren sogar »abtöten« (welche ätherischen Öle generell gegen Viren wirksam sind, lesen Sie auf Seite 55).
Die Aromatherapie-Expertinnen Monika Werner und Ruth von Braunschweig (»Praxis Aromatherapie«, Haug Verlag) schreiben ebenfalls verschiedenen Ölen eine antivirale Eigenschaft zu. Die antivirale Wirkung der ätherischen Öle lässt sich vermutlich dadurch erklären, dass sie durch Anlagerung an die Oberfläche der Zellen und/oder Viren die Rezeptoren blockieren, somit das Anheften der Viren an die Zellen und in der Konsequenz das Eindringen der Viren in die Zelle verhindern – dadurch wird grundsätzlich eine Veränderung des Zellstoffwechsels verhindert und auch die Vermehrung (durch Replikation) der Viren.

PROF. WABNERS VIRENMISCHUNG

Professor Wabner schwor auf seine Virenmischung – diese enthält die folgenden Öle:

- Cajeput-Öl (2 Tropfen)
- Thymian-Öl/Thymol (1 Tropfen)
- Zitronen-Öl (2 Tropfen).

Wabner empfahl die Anwendung dieser Ölmischung in der Duftlampe zur Raumbeduftung. Räume sollen als Virenschutz ein- bis zweimal täglich mit dieser Mischung beduftet werden (zum Beispiel mit einem Aromadiffuser).

Eine antivirale Wirkung zeigen auch die Phenylpropan-Derivate, dazu zählen Eugenol und Zimtaldehyd – beide haben ein breites Wirkungsspektrum gegen Viren. Typische Vertreter dieser Inhaltsstoffe sind Bay, Cassia (vor allem Zimtaldehyd), Nelkenknospen (vor allem Eugenol), Zimtblätter (vor allem Eugenol) und Zimtrinde. Unter Bay, auch als Pimenta racemosa, Bay de St. Thomas, bezeichnet, ein Myrtengewächs, versteht man den Pimentbaum, dieser gedeiht besonders gut auf den Karibischen Inseln.

Stark antiviral wirkt auch das Palmarosa-Öl, es enthält Monoterpenole (Seite 53). Palmarosa-Öl wird auch als ostindisches Geranium, indische Geranie oder türkische Geranie bezeichnet. Ebenfalls stark antiviral wirkt das Ravensara Öl – das echte Ravensara Öl wird nur aus den Blättern vom Kampferbaum *(Cinnamomum camphora)* gewonnen (»Fachbuch Aromatherapie für Pflege- und Heilberufe«, Haug Verlag).

Antiviral wirksame Öle

- Bay *(Pimenta racemosa)*
- Bergamotte *(Citrus bergamia)*
- Cajeput *(Melaleuca leucadendra)*
- Cistrose *(Cistus ladanifer)*
- Eukalyptus *(Eucalyptus spec.)*
- Manuka-Öl *(Leptospermum scoparium)*
- Melisse, echte *(Melissa officinalis)*
- Nanaminze *(Mentha viridis)*
- Niaouli *(Melaleuca viridiflora)*
- Oregano *(Origanum compactum)*
- Palmarosa *(Cymbopogon martinii)*
- Ravensara *(Cinnamomum camphora)*
- Speiklavendel *(Lavandula latifolia)*
- Teebaum *(Melaleuca alternifolia)*
- Thymian *(Thymus vulgaris)*
- Ysop *(Hyssopus officinalis)*
- Zitrone *(Citrus limon)*
- Zitronenmyrte *(Backhousia citriodora)*

Quelle u. a.:
https://aromapraxis.de/2009/04/27/atherische-ole-und-viren/
https://www.deutsche-apotheker-zeitung.de/daz-az/2009/daz-18–2009/antivirale-wirkung-aetherischer-oele-als-therapieoption

Der Speiklavendel *(Lavandula latifolia)* ist ebenfalls antiviral wirksam – er enthält ein Cineol-reiches Öl, das eine starke Wirkung gegen Viren hat. Der Speiklavendel hat die stärkste antibakterielle Wirkung, ohne die natürliche Haut- und Darm-Mikrobiota zu schädigen. Speiklavendelöl ist außerdem hilfreich bei Erkältungskrankheiten, Bronchitis und als Begleittherapie bei chronischer Bronchitis und Lungenentzündung. Ähnlich wie Rosmarin-Öl stärkt es durch seinen Kampfergehalt das Herz.

Darüber hinaus gibt es noch das fette Öl des Alexandrischen Lorbeerbaumes (*Calophyllum inophyllum)*, auch als Tamanu-Baum bezeichnet. Das Öl wirkt antiviral und wird aus den Samen in den einsamigen Steinfrüchten gewonnen. Der Calophyllum-Baum wächst zum Beispiel auf den Inseln des Indischen Ozeans.

BETA-GLUCANE

Beta-Glucane sind bestimmte Polysaccharide, sie kommen in Zellen von Bakterien, Pilzen (Hefen) und Getreidekleie vor und haben unterschiedliche Eigenschaften. So weisen sie zum Beispiel antitumorale (gegen Tumoren) und antientzündliche Effekte auf, einige Studien lassen sogar darauf schließen, dass die Beta-Glucane aus Getreide immunologische Eigenschaften haben. Deshalb werden sie in Präparaten eingesetzt, die in der Naturheilkunde bei Infektionen empfohlen werden. Das Wirkprinzip ist, dass sie die Makrophagen (große Fresszellen) stärken und aktivieren (über Rezeptoren) – dadurch kann der Körper Angreifer wie Viren erkennen.
Präparate: Beta-D-Immun (Repavital), Immucist (Anusan).

BIRKENRINDENEXTRAKT

Prof. Dr. Paul Schnitzler erhielt für seine Virusforschung mit Naturstoffen den Preis des Hessischen Ärzteverbands (2015) – sein Forschungsprojekt lautete: »Antivirale Wirkung von Birkenrindenextrakt gegen das Herpes-simplex-Virus«. Wie bereits beschrieben, gibt es nur wenige chemisch-synthetische Arzneimittel, die gegen Viren wirksam sind, aber in der Natur existieren doch einige Wirkstoffe, die als potente Waffen gegen Viren im Organismus eingesetzt werden können. Prof. Schnitzler ist am Zentrum für Infektiologie und Virologie tätig und beschäftigt sich seit vielen Jahren mit der antiviralen Wirksamkeit von Naturstoffen. Er hat mit seinen Forschungsarbeiten gezeigt, dass Birkenrindenextrakt Herpes-Viren bekämpft – sogar wenn sie gegen Aciclovir resistent sind.

Birkenrindenextrakt ist ein Triterpen-haltiger Pflanzenauszug (siehe unten), der die Vermehrung der Herpes-Viren in einer frühen Phase hemmt. Man nimmt an, dass es die Betulinsäure ist, die die Vermehrung der Viren hemmt. Die Betulinsäure zählt zu den Triterpenen (sekundäre Pflanzenstoffe, Seite 104), diese finden sich in vielen Pflanzenarten, insbesondere in der Rinde von Bäumen aus Platanengewächsen, den Birkengewächsen und auch in Heilpilzen. Im getrockneten Birkenrindensaft ist nur wenig Betulinsäure enthalten. Der Name Betulinsäure stammt von Betula (= Birke). Betulinsäure zeigte sich im Laborversuch hemmend gegenüber HI-Viren (durch Hemmung der reversen Transkriptase, Seite 48).

Präparate: Sanct Bernhard Birken-Salbe.

COLOSTRUM (SERUM)

Immunglobuline (Antikörper) im Colostrum können Viren neutralisieren und helfen, das physiologische Gleichgewicht wieder zu finden. Colostrum-Serum stärkt das Immunsystem durch Regulation von immunologischen Vorgängen und Colostrum soll aufgrund von Polyprolin die Funktion der Thymusdrüse stärken. Polyprolin-reiche Peptide (PRP) stärken das Immunsystem. Wachstumsfaktoren im Colostrum regen die Heilung etwa von Entzündungen an. Gute Erfahrungen wurden beschrieben bei der Behandlung von EBV-Infektionen aufgrund der Wiederherstellung eines wirksamen Immunsystems durch Immunglobuline, Lactoferrin (ein Breitband-Anti-Virenmittel), Zytokine und Interferon. Colostrum enthält TGF alpha und

beta – dabei handelt es sich um Signalproteine. Sie werden unter anderem in der Schleimhaut des Magens produziert, außerdem in Makrophagen (Fresszellen).
Das Institut zur wissenschaftlichen Evaluation naturheilkundlicher Verfahren an der Universität Köln (Prof. Dr. J. Beuth) hat festgestellt, dass die Phagozytose-Aktivität der Makrophagen (Fresszellen) bei Inkubation mit Colostrum-Extrakt zunimmt. Phagozytose bedeutet die Einverleibung von Fremdmaterial in den Zellleib von befähigten Fresszellen (Phagozyten). Zur Phagozytose sind insbesondere Monozyten und die von ihnen abstammenden Makrophagen und Granulozyten (weiße Blutkörperchen) befähigt.

BEISPIELE AUS DER PRAXIS

In diesem und im nächsten Kapitel werden bei den Heilmitteln und Beschwerden namentlich bestimmte Präparate erwähnt, mit denen ich in der Praxis arbeite und die ich als gut empfinde. Betrachten Sie die Namensnennungen als Beispiele, selbstverständlich können Sie auch Präparate anderer Hersteller verwenden. Über deren Wirksamkeit und Qualität kann ich indes keine Aussagen machen und auch keine Gewähr für eine erfolgreiche Therapie geben.

Dreimal so effektiv wie eine Impfung

Bereits im Jahr 2005 veröffentlichte die Universität Pescara eine Untersuchung, bei der Testpersonen mit und ohne Grippeschutzimpfung, dafür mit regelmäßiger Einnahme von Colostrum verglichen wurden. Die Universität gibt an, dass immer noch über die Wirksamkeit von Grippeschutzimpfungen disku-

tiert werde und dass viele Testpersonen keinen wissenschaftlich dokumentierten Nutzen aus solchen Impfungen ziehen konnten und schreibt: »Die Frage der Schutzimpfung ist weiterhin kontrovers und es kann zu bekannten Nebenwirkungen kommen.« Interessant ist die Schlussfolgerung der Universität nach Abschluss des Colostrum-Versuchs: »Abschließend betrachtet, ist Colostrum mindestens dreimal so effektiv und kostenwirksam wie eine Grippeschutzimpfung.«
Eine andere Veröffentlichung zu Colostrum stammt aus Chicago (Journal of Infectious Diseases). An Säuglingen, die mit Rota-Viren (siehe Seite 136) infiziert waren, konnte nachgewiesen werden, dass die Virenaktivität signifikant vermindert wurde.
Präparate: Colostrum-Serum (CPI); Colostrum Serum (Life Light), Colostrum Serum (Repavital), Adressen Seite 140 f.

ENDERLEIN-THERAPIE

Prof. Dr. Günther Enderlein (siehe Seite 38) entdeckte im Jahr 1916 anlässlich seiner Forschungen über den Erreger des Fleckfiebers im Blutdunkelfeld bewegliche Kleinstlebewesen, die mit höher organisierten Bakterien Verbindungen eingingen. Bei seinen Literaturrecherchen fand er die Arbeiten von Prof. Dr. Pierre Jacques Antoine Béchamp (1816–1908), die längst in Vergessenheit geraten waren. Béchamp postulierte, dass alle tierischen und pflanzlichen Zellen Körnchen enthielten, die beim Absterben der Zellen weiterlebten, außerdem könnten sich die Bakterien unter bestimmten Bedingungen verändern und andere Erscheinungsformen annehmen. Viren, Bakterien und Pilze seien somit nichts anderes als unterschiedliche Entwicklungsstadien einer bestimmten Mikrobenart. Auf dem niedersten Punkt dieses Entwicklungskreislaufs (Zyklode) befindet sich das Protit, ein pflanzliches unbewegliches Eiweißkolloid, auf dem Höhepunkt ein Pilz; zwischen diesen beiden Polen der Zyklode existieren unzählige Wuchsformen, darunter die verschiedensten Bakterienphasen.

Die Enderlein-Therapie, auch Sanum-Therapie (nach dem Hersteller der Enderlein-Präparate benannt) untersucht das Blut des Patienten im Dunkelfeld und beurteilt die Blutkörperchen (weiße, rote) und die verschiedenen Wuchsformen wie Symprotit, Spermit, Chondrit, Machit, Sporoid und andere. Diese Beurteilung führt schließlich zur Therapie. Aus dem Pilz *Mucor racemosus* entwickelte Enderlein niedere, mit unserem Körper in Symbiose lebende Wuchsformen, das heißt Bioregulatoren, die er als Heilmittel einsetzte. Auf diesem Grundprinzip bauen sämtliche Enderlein-Heilmittel auf.

Franz Arnoul, Heilpraktiker und Buchautor (siehe Bücher, Seite 138) sieht die heutige Behandlung von infektiösen Erkrankungen kritisch und schreibt, dass man dadurch die Mikroorganismen in eine andere Überlebensform zwingt. »Sie sind zu unzähligen Wandlungen fähig und können, selbst wenn sie durch chemische Medikamente zerstört werden, durch Veränderung der genetischen Informationen der Zelle den Nährboden für neue Wuchsformen abgeben, die möglicherweise noch gefährlicher als ihre Vorgänger sind.«

Präparate: Angaben zu Präparaten siehe bei den Erkrankungen.

ENZYME, PROTEOLYTISCHE

Eine der ersten Veröffentlichungen über den erfolgreichen Einsatz von proteolytischen (Proteolyse = Proteine/Eiweiß auflösend) Enzymen bei Viruserkrankungen gab es im Jahr 1971 von Dr. A. Grimminger (Erfahrungsheilkunde Nr. 20, S. 18–21, 1971). Grimminger hatte Enzyme mit gutem Erfolg bei der Viruspneumonie eingesetzt. Ebenfalls sammelte man zu dieser Zeit bei Warzen (eine Virusinfektion mit dem Humanen Papilloma-Virus, HPV) gute Erfahrungen, wenn das Enzym in die

Warze injiziert wurde und äußerlich eine Enzym-Salbe aufgetragen wurde.

Warum die Enzyme gegen Viren wirksam sind, ist nicht genau bekannt, es wird lediglich von antiviralen Wirkungen geschrieben. Doch der Einsatz in der Praxis zeigt, dass es funktioniert, denn jede Behandlung wird dadurch drastisch abgekürzt. Bereits im Jahr 1967 hatten T. F. Wild und F. Brown im Journal of General Virology einen Beitrag veröffentlicht, in dem sie ihre Beobachtung beschrieben, dass bei Gabe von Trypsin Viren nicht mehr infektionsfähig waren. Mehr zum Einsatz von Enzymen bei Viruserkrankungen lesen Sie auf Seite 47.

Kapsid defekt – Virus defekt: Auch gegen Influenza- und Adeno-Viren wurden Enzympräparate mit gutem Erfolg eingesetzt, ebenfalls bei Masern und Mumps. In der Tierheilkunde wurden mit Trypsin Tierseuchen behandelt und man stellte fest, dass die Viren bei einer hohen Enzymkonzentration ihre Infektionsfähigkeit verlieren. Ich nehme an, was bisher nicht untersucht wurde, dass die proteolytischen Enzyme die Proteinhülle oder Kapsid mancher Viren auflösen und dass sie so ihre Infektiosität verlieren. Durch Zufall fand ich in der älteren Literatur Hinweise, dass dies tatsächlich für die mögliche antivirale Wirkung von Enzymen schon damals vermutet wurde. Festgestellt wurde auch, dass sich die T4-Werte (T4-Zellen, Thymuszellen) bei Patienten nach Einnahme von Enzymen verbessern.

Hühnereiweiß gegen Viren

Relativ neu auf dem Markt ist ein Lysozym-Spray (Innovapharm) aus Hühnereiweiß. Lysozym als Medikament gegen Viren ist nichts Neues und kam schon in den 1970er-Jahren auf den Markt – einige Leser kennen es vielleicht noch als Mittel gegen Rachenentzündungen (Frubienzym®). Der Nachteil dieses Mittels war, dass es mit einem Lokalantibiotikum kombiniert war.

In osteuropäischen Ländern wie Russland wird Lysozym seit 50 Jahren erforscht in der systemischen Anwendung (systemisch: wirkt auf den ganzen Körper über die Wirkung durch das Blut, ist ganzheitliche Wirkung). Auch in Deutschland hat man in den 1970er-Jahren mit der systemischen Anwendung von Lysozym bei Gürtelrose gute Erfahrungen gesammelt. 2017 wurde sogar ein Preis für Lysozym ausgesprochen.

Bei Halsentzündungen sammelt man bereits seit Mitte der 1960er-Jahre Erfahrungen mit Lysozym und Papain. Versuche mit einem Influenza-Virus an Mäusen erbrachten ebenfalls, dass eine Lysozym-Konzentration von 0,024 mg/ml antiviral wirkt. Aber auch eine antibakterielle Wirkung wurde nachgewiesen. Beide Enzyme, Lysozym und Papain, zeigten außerdem eine schleimlösende Eigenschaft bei Bronchitis.

Viren landen im Magen: Das Lysozym-Spray hat folgende Wirkung: »Es macht«, wie Dr. med. Hellmut Münch (Leiter der Medizinischen Enzymforschungsgesellschaft, einer wissenschaftlichen Vereinigung mit Sitz in Grassau) in einem Webinar im Februar 2020 erklärte, »die naso-pharyngeale Eintrittspforte dicht und die Schleimhaut wird vor Erregern geschützt.« Das können sowohl Viren als auch Bakterien sein. Das Lysozym-Spray vermindert bei Viren die Adhäsion an der Schleimhaut um 70 bis 90 Prozent. Mit Adhäsion ist die Anhaftung von Viren an die Schleimhäute gemeint. Das Spray wirkt hauptsächlich als Prophylaktikum gegen virale Infektionen. Ist die Infektion schon ausgebrochen, ist die systemische Behandlung mit Enzymen vorteilhafter. Dadurch, dass die Viren sich nicht an der Schleimhaut anhaften können, rutschen sie hinunter in den Magen und werden von der Magensäure zerstört. Bakterien werden durch Lysozym abgetötet. Vorsicht bei Allergie auf Hühnereiweiß!

Präparate: Enzym akut (Repavital), Innovazym Pur® (Innova Vital), Innova Spray® Immun (Lysozym Spray), Wobenzym (Mucos Pharma, Apotheke), Pro Enzym (Life Light).

GRAPEFRUITKERNEXTRAKT

Dieser kam Mitte der 1990er-Jahre nach Europa und geht zurück auf die Forschungen von Dr. Jakob Harich. Er hatte mit einem patentierten Extraktionsverfahren Citrosept® Dr. Harich's Original Grapefruitkernextrakt, Tropfen, hergestellt. Dr. Harich und Tausende von Anwendern bescheinigten dem Originalextrakt eine starke antimikrobielle und antivirale Wirkung. Nach 15 Jahren wurde Citrosept® für den europäischen Markt verboten. Die Hersteller schreiben, dass die Pharmaindustrie dahintersteckt, da sie eine potenzielle Gefahr für ihren Umsatz an Antibiotika sah.
Andere wiederum kritisierten das verwendete Konservierungsmittel Benzethoniumchlorid. Dieses ist in den üblichen schwachen Konzentrationen, in denen es äußerlich angewendet wird, gut verträglich und bisher wurde nicht über Nebenwirkungen berichtet. Anders ist eine konzentrierte Lösung von Benzethoniumchlorid, sie ist sehr giftig und ätzend. In den Studien, die Harich durchgeführt hat, zeigte sich vor allem eine Wirkung gegen Bakterien, später entdeckte er aber, dass es auch gegen Viren wirksam ist. Die heute in der EU erhältlichen Grapefruitkern-Präparate enthalten Polyphenole (Seite 105) und Vitamine und werden bei Virusinfektionen auch unterstützend zu schulmedizinisch symptomatischen Maßnahmen eingesetzt.
Präparate: Life Seed (Life Light), UroCare (Anusan), DigestoCare (Anusan).

HEILENDE SCHWINGUNGEN

Die Frequenztherapie ist ein eigenständiges Verfahren in der Naturheilkunde. Begründet hat sie Dr. Royal Raymond Rife (1888–1971), ein amerikanischer Erfinder von optischen Mikroskopen. Mithilfe seines Mikroskops konnte Rife im Dunkelfeld die Existenz von Viren direkt beobachten, und er glaubte, bislang unbekannte Erreger entdeckt zu haben. Rife hatte festgestellt, dass Krankheitserreger auf Schwingungen (Frequenzen) reagieren und baute erste Geräte, die verschiedene Schwingungen (zu messen in Hertz) auf den Körper übertrugen. Rife, der als »Vater der Frequenztherapie« bezeichnet wird, entdeckte im Lauf der Jahrzehnte immer wieder neue Frequenzen, die er erfolgreich gegen Bakterien, Pilze und Viren einsetzte. Die Frequenzen wurden mittels eines Rife-Generators, der Rife-Machine, über eine schwache Wechselspannung auf den Menschen übertragen.

Dr. Hulda Clark – die Frequenzspezialistin

Mitte der 1990er-Jahre beschäftige sich Dr. Hulda Regehr Clark aus Kalifornien (1928–2009, Biologin, Physiologin, Naturheilkundlerin) mit der Frequenztherapie und entdeckte, dass Erreger (Viren, Bakterien, Pilze) tatsächlich erfolgreich damit behandelt werden können, wenn spezielle Schwingungen übertragen werden. Ende der 60er-Jahre eröffnete sie eine Praxis für Ernährungsberatung. Im Lauf der Jahre erforschte sie den Einsatz von Heilpflanzen, ätherischen Ölen, der Orthomolekular-Therapie und der Frequenztherapie. Ihr ist es zu verdanken, dass die Frequenztherapie so populär wurde. Sie erfand ein Testgerät (das Syncrometer), mit dem sie Erreger im Körper des Patienten aufspüren konnte, und ein Therapiegerät, den Zapper (ein Gerät, das bestimmte Frequenzen auf den Menschen überträgt). Hulda Clark hatte außerdem beobachtet, dass segmentkernige Granulozyten (Gruppe von weißen Blutkörperchen) bei chronischen Viruserkrankungen erhöht sind – hohe Granulozyten-Zahlen (man spricht von Granulozytose) weisen also auf eine chronische Virenbelastungen hin. Eine Granulozytose finden wir bei Infektionen, Entzündungen oder der rheumatoiden Arthritis.

Ein physikalischer Prozess

In Deutschland hat sich der Physiker Dr. Wolfgang Ludwig mit Frequenzgeräten beschäftigt und sie weiterentwickelt und auch die physikalische Wirkung beschrieben und getestet (siehe Adressen, Seite 140). Dr. Ludwig, mit dem ich mich oft ausgetauscht habe, war weltweit ein anerkannter Spezialist für die Bioinformative Therapie mit Frequenzen.

Heute gibt es verschiedene Frequenzgeräte, die mit unterschiedlicher Frequenzübertragung arbeiten, so mit Lichtfrequenzen, Tonfrequenzen, Magnetfrequenzen oder elektrischen Impulsen. In der Praxis arbeite ich seit über 20 Jahren mit verschiedenen Frequenzgeräten und möchte sie nicht mehr missen.

HILDEGARD-MEDIZIN

Erinnern Sie sich, dass das Wort Virus von »Schleim, Gift« abstammt – also üble Säfte. Damals wusste man weder etwas über Bakterien noch Viren. Aber die Benediktiner-Äbtissin Hildegard von Bingen (siehe Bücher, Seite 138) mutmaßte schon, dass es »kleine Tierchen« gibt, die Krankheiten auslösen.

Interessant ist, dass sie vor 900 Jahren bei schweren Krankheitszuständen, die uns sehr an Virusinfektionen erinnern, drei Pflanzen empfahl, die nachweislich antiviral wirken: Ingwer, Zimt und Gewürznelken. So schreibt sie: »Aber wer … fast stirbt, der pulverisiere Ingwer und nehme nüchtern dieses Pulver mäßig in Suppen und esse es … mäßig mit Brot, und es wird ihm besser gehen. Aber sobald es ihm besser geht, esse er es nicht mehr.«

Bei Nelken schreibt sie: »Und wenn jemand Kopfschmerzen hat, dass ihm der Kopf brummt, wie wenn er taub wäre, esse er oft Nelken und das mindert das Brummen, das in seinem Kopf ist.«

Und über Zimt schreibt sie: »Und wer ihn oft isst, dem mindert er die üblen Säfte und bereitet gute Säfte in ihm. Und ein Mensch, dem der Kopf schwer und stumpf ist, so daß er den

Atem schwer durch die Nase ausstößt und einzieht, der pulverisiere Zimt und esse dieses Pulver …«

Eine weitere stark gegen Viren wirksame Pflanze ist die Nanaminze *(Mentha viridis)*, auch als Marokkanische Minze bezeichnet. Nebenklassen hat schon Hildegard von Bingen erwähnt (Krauseminze). Beide Minze-Arten haben antivirale Eigenschaften. Sie werden auch als Blüten der Götter bezeichnet.

Bei Nelken beispielsweise hat man festgestellt (Prof. Dr. Eberhard Teuscher in »Gewürzdrogen«), dass sie die Vermehrung von Rhinoviren hemmen; ebenfalls unterdrücken sie die Vermehrung des Epstein-Barr-Virus (wässrige Extrakte aus Gewürznelken). Zu Ingwer siehe auch Seite 96.

Präparate: Nelken-Tropfen, 30 ml, BIOVEA.

HOMÖOPATHIE

Das Wort Homöopathie leitet sich von dem altgriechischen Wort »hómoios«, was gleich, gleichartig und ähnlich bedeutet, sowie von »páthos« (= das Leiden) ab. Dieser Begriff bezeichnet eine Heilmethode, die von dem deutschen Arzt Dr. med. Christian Friedrich Samuel Hahnemann (1755–1843) entwickelt wurde. Hahnemann hatte erkannt, dass eine Substanz, die unverdünnt Symptome erzeugt, diese in einer bestimmten Verdünnung heilen kann. Die giftigen Beeren des Belladonna-Strauches (Tollkirsche) beispielsweise, die das Gift Atropin enthalten, lösen beim Verzehr Symptome wie Fieber, Druckgefühl im Kopf und erweiterte Pupillen aus. Als homöopathische Arznei werden ähnliche Symptome damit geheilt. Das ist kurzgefasst Hahnemanns Ähnlichkeitsprinzip.

Personotrop und organotrop

Die Homöopathie ist ein subtiles Heilverfahren, das nicht nur die Beschwerden des Menschen, sondern auch seine Person, seine Eigenarten und Auffälligkeiten erfasst und diese bei der Suche nach einem Heilmittel mit berücksichtigt. Man unterscheidet dabei die personotrope und die organotrope Homöopathie.

Die personotrope Behandlung sucht ein zum Patienten möglichst in vielen Punkten passendes Heilmittel. Die organotrope Homöopathie setzt Heilmittel ein, die sich bei speziellen Erkrankungen bewährt haben. Dann gibt es noch die Komplexhomöopathie. Hier werden Mischungen von Einzelmitteln verordnet, die komplex wirken (siehe Viruplexane, Seite, 70 – bei allen Viruserkrankungen).

Hahnemanns Kampfer

Hahnemann hatte mit seiner neuen Heilkunde, der Homöopathie, unter den Ärzten einen schweren Stand. Dies änderte sich schlagartig, als er 1813 nach der Schlacht gegen Napoleon in Leipzig viele an Typhus und Fleckfieber erkrankte Menschen mit Kampfer *(Cinnamomum camphora ct. campher)* behandelte. Kampfer wirkt antibakteriell und antiviral und war damals der Beweis, dass die Homöopathie wirkt. In unserer Zeit wurde erst die antivirale Wirkung von Kampfer entdeckt (siehe Ätherische Öle, Seite 94) – aber Hahnemann wusste es damals generell gegen Erreger mit Erfolg einzusetzen. Kampfer schmeckt sehr scharf und darf deshalb Kleinkindern, Säuglingen, Epileptikern und Schwangeren nicht gegeben werden. Sollten Sie in homöopathischer Behandlung stehen, ist Kampfer kontraindiziert, denn er kann die Wirkung homöopathischer Mittel unwirksam machen (Antidot).

Die homöopathische Therapie von Viruserkrankungen wird seit fast 200 Jahren praktiziert – damals freilich, ohne zu wissen, dass es sich bei Epidemien wie zum Beispiel bei den Pocken um Viruserkrankungen handelte. Die Behandlung von Infektionskrankheiten ist im Buch von Aleksandar Stefanovic, Buchautor, Heilpraktiker und Verleger (Stefanovic: »Das kann die Homöopathie«) Thema über 40 Seiten. Er gibt an, welche Mittel hauptsächlich gegen Viren eingesetzt wurden. Zu ihnen zählen Bryonia (Zaunrübe), Aconitum (Blauer Eisenhut), Belladonna (Tollkirsche) und Natrium chloratum (Kochsalz).

Gegen Pocken wirksam

Die Homöopathie wurde sogar bei den gefürchteten Pocken eingesetzt, eine Viruserkrankung, bei der die Schulmedizin kein Heilmittel kannte, wie Aleksandar Stefanovic schreibt. Die Homöopathie hatte hier vor 150 Jahren zahlreiche Erfolge, aber dies blieb öffentlich unbekannt, da auch die Heilerfolge der Homöopathie von der medizinischen Geschichtsschreibung verschwiegen und wissenschaftlich ausgegrenzt wurden, als hätten sie nicht stattgefunden. Es gibt zahlreiche Belege für den erfolgreichen Einsatz der Homöopathie bei Pocken-Epidemien.

Der homöopathische Arzt Dr. Antoine Nebel aus der Schweiz (1870–1954) war ein Verfechter der »homöopathischen Impfung« und setzte mit großem Erfolg die Grippe-Nosode ein. Eine Nosode ist ein homöopathisches Mittel, das aus Krankheitsstoffen wie Sekreten oder aus abgestorbenen Erregern hergestellt wird. Im Jahr 1934 führte er eine Studie dazu durch mit Influencinum C9. Über vier Wochen bekamen die Probanden einmal wöchentlich eine Dosis, dann eine Einmaldosis vier Wochen später. Das Resultat: 78 Prozent der Probanden hatten weder Schnupfen noch die Virusgrippe bekommen. Im nächsten Jahr zeigte sich eine noch bessere Wirkung und zwar prophylaktisch bei der echten Grippe und bei Erkältungskrankheiten.

Die Influencinum-Nosode in C30 ist heute neben anderen Einzelmitteln in dem Komplexmittel Metavirulent (Apotheke) enthalten und wird therapeutisch sowie vorbeugend bei Grippe und grippalen Infekten eingesetzt. Die homöopathische Impfung freilich war keine Erfindung von Antoine Nebel, denn schon 1933 hatte man in der Homöopathie Virusinfekte vorbeugend und therapeutisch mit Nosoden behandelt.

Dr. Schimmels Vermächtnis

Intensiv erforscht hat die Behandlung von Viruserkrankungen mit der Homöopathie der Arzt und Zahnarzt Dr. med. Dr. med. dent. Helmut Schimmel (1939–2002). Er hat außerdem die Resonanzhomöopathie und den Vega-Test (ein Bioresonanz-Testverfahren der Funktionellen Medizin) entwickelt. Schimmel war ein genialer Arzt und Forscher – in vielen Vorträgen und Seminaren konnte ich ihn hören. Er vertrat aufgrund seiner langjährigen Erfahrung die Ansicht, dass eine homöopathische Virusbehandlung nur dann Erfolg hat, wenn gleichzeitig Toxine aus der Zelle eliminiert werden mit Mitteln, die die Entgiftung anregen wie Petroselinum (Petersilie), Juniperus (Wacholder), Carduus marianus (Mariendistel), Quassia amara (Quassia-Baum) und andere. Die verschiedenen Mittel entdeckte er zum Beispiel über seinen Resonanztest – wie teils andere Ärzte vor seiner Zeit auch (etwa Dr. Reinhold Voll, der Erfinder der Elektroakupunktur). Die gefundenen Mittel haben sich bei der Virusbehandlung wie auch bei der Toxinausleitung bewährt.
Schimmel hatte beobachtet, dass es vor dem Zweiten Weltkrieg kaum Virusinfektionen gab, heute würden sie sehr häufig auftreten. Dies hinge, so Schimmel, einerseits mit den nicht intakten Abwehrkräften zusammen, andererseits mit chronischen Vergiftungen, die die Abwehrkräfte des Körpers reduzierten. Werden bakterielle Infektionen gleich mit Antibiotika behandelt, treten in der Folge Virusinfekte auf, so seine Beobachtung.

VIRUPLEXAN NR. 1 (50- UND 100-ML-DILUTION)

Zusammensetzung von Viruplexan 1, PZN: 16230222 und 16330239:
Bryonia D4 und D12
Eupatorium D4 und D12
Natrium chloratum D4 und D12
Gelsemium D4 und D12
Belladonna D4
Rhus toxicodendron D4

Präparat zur homöopathischen Viren-Behandlung.
Dosierung im wöchentlichen, auch täglichen oder halbtäglichen Wechsel mit Viruplexan Nr. 2.
Dosierung: 3-mal 10–15 Tropfen, auch höher. Eine abweichende Dosierung ist nach Absprache mit dem Arzt/Heilpraktiker möglich.

VIRUPLEXAN NR. 2 (50- UND 100-ML- DILUTION) –

Zusammensetzung von Viruplexan Nr. 2, PZN: 16230245 und 16230251:
Carduus marianus Urtinktur
Quassia amara Urtinktur
Kalium chloratum D3
Petroselinum Urtinktur
Juniperus D2
Oleum terebinthinae D4

Dosierung im wöchentlichen, auch täglichen oder halbtäglichen Wechsel mit Viruplexan Nr. 1.
Dosierung: 3-mal 10–15 Tropfen, auch höher.

Bewährte Komplexe

Die beiden Präparate Viruplexan Nr. 1 und Nr. 2 (Komplexpräparate) enthalten homöopathische Einzelmittel, die sich bei Virusinfektionen bewährt haben und die ebenso auf die Entgiftung einwirken (Coronavirus und Homöopathie, Seite 130). Links lesen Sie die Zusammensetzung und das Anwendungsgebiet unter homöopathischen Gesichtspunkten.

KOLLOIDALES SILBER, KOLLOIDALES GOLD

Silber ist ein altüberliefertes und natürliches Heilmittel mit antibiotischer und antiviraler Wirkung. Selbst gegen Pilze ist es wirksam. Kolloidal bedeutet eine Mischung zweier nicht löslicher Substanzen, also hier Wasser und Silber in zwei verschiedenen Aggregatzuständen (Silber = fest, Wasser = flüssig). Beim kolloidalen Silber handelt es sich um feinste Silberpartikel, die sich durch elektrolytische Abscheidung freischwebend in abgekochtem destilliertem Wasser bewegen. Die winzigen Silberpartikel blockieren in den Einzellern ein für die Sauerstoffgewinnung zuständiges Enzym, sie sterben ab. Bei Viren zerstören diese Partikel deren Nukleinsäure.

Kolloidales Silber

Schon die alten Ägypter machten ihr Trinkwasser in Silbertöpfen haltbar, und früher, als es noch keine Antibiotika gab, legten die Menschen Silbermünzen auf entzündete Wunden. Inzwischen gibt es auch silberbeschichtete Hautpflaster. Die Anwendung von kolloidalem Silber wird bei infektiösen Erkrankungen praktiziert (auch in Verbindung mit einem Zapper, Seite 64) und wirkt, das haben Studien ergeben, nachweislich keimtötend oder keimreduzierend. Das kolloidale Silber wurde erst vor wenigen Jahren wiederentdeckt, als man nach natürlichen Alternativen zu Antibiotika suchte. Mit einem kleinen Generator (siehe Bezugsquellen, Seite 140) kann die Silberlösung leicht selbst hergestellt werden. Es ist ebenso fertig zu kaufen, doch rechtfertigt der meist hohe Preis den Bezug der fertigen Lösung nicht. Nehmen Sie das Silber nur in der vorgeschriebenen Dosierung ein (siehe Bücher, Seite 138, 139, oder siehe Packungsanleitung des Generators).

Wie Silber gegen Viren wirkt

Kolloidales Silber vernichtet Viren über die Bildung von DNA- oder/und RNA-Silberkomplexen oder durch die Zerstörung der Nukleinsäuren, das wird vermutet. Da virale Infekte aber auf Silber sehr gut reagieren, kann man annehmen, dass es so funktioniert. Auch wenn es anders sein sollte: Tatsache ist, dass sich virale Infekte schneller zum Abheilen bringen lassen, wenn kolloidales Silber eingesetzt wird. Und zwar noch schneller, als wenn man nichts machen oder nur symptomatisch behandeln würde, wie Untersuchungen gezeigt haben.

Altbewährte Anwendung

Schon in früher Zeit nutzte man die antibiotische Wirkung von Silber, zum Beispiel bei den Ägyptern, als man Wasser in Silbergefäßen aufbewahrte, um es keimfrei zu halten. Und unsere Vorfahren legten zum Beispiel Silbermünzen in die mit Milch gefüllten Gefäße, um sie länger haltbar zu machen.
Probieren Sie es selbst und sprühen Sie kolloidales Silber auf beginnende Herpesbläschen, Sie werden sehen, dass es die Viren bekämpft und die Bläschen deutlich schneller abheilen lässt. Meine Erfahrung ist jedoch, dass es bei Viren kein Patentrezept gibt, also keine Substanz, die immer 100-prozentig hilft. Die Viren scheinen sich anzupassen, man muss sich immer wieder neue Mischungen ausdenken, um Erfolg zu haben. Zum

Beispiel kolloidales Silber mit Propolis-Tinktur gemischt oder mit 30-prozentigem Dimethylsulfoxid (DMSO) oder mit 3-prozentigem Wasserstoff. DMSO besitzt die Eigenschaft als Carrier-System, das heißt, es kann andere Substanzen in die Haut einschleusen, zum Beispiel Wirkstoffe gegen Viren.

Kolloidales Gold

Die antibakteriellen und antiviralen Eigenschaften von kolloidalem Silber sind ähnlich auch beim kolloidalen Gold entdeckt worden. Wie Brigitte Hamann in ihrem Buch »Heilen mit Gold« schreibt, hatte ein Forscherteam die Anwendung von Gold gegen das HI-Virus untersucht und konnte an Affen nachweisen, dass das verwendete Goldpräparat tatsächlich in der Lage war, den Bestand an HIV-infizierten CD4-Zellen deutlich zu reduzieren. Dies war mit ART, der Aids-Medikamentenstrategie, nicht gelungen. In Deutschland ist Gold laut Hamann nicht als Heilmittel zugelassen, es dürfe nur für technische Zwecke angeboten werden.
Präparate: Sanargo (kolloidales Silber; Apotheke); kolloidales Gold, kolloidales Silber: Dr. Juice Pharma, Firma J. B. B. Natürliche Produkte, Josef Burai, Hasselbornring 20, 35619 Braunfels, www.drjuicepharma.de.

LASERTHERAPIE

Der Begriff »Laser« ist eine Abkürzung aus den Worten »**L**ight **A**mplification by **s**timulated **E**mission of **R**adiation«. Low-Level-Laser sind Laser mit niedriger Energie, sie werden zu Heilzwecken und nicht zu chirurgischen Zwecken eingesetzt wie die medizinischen Power-Laser. Die Low-Level-Laser werden auch als Softlaser oder Heillaser bezeichnet. Die Therapie mit Softlasern ist im Prinzip eine intensive Lichttherapie. Mit einer definierten Wellenlänge und mit unterschiedlichen Frequenzen wird das gebündelte Licht zielgerichtet auf den Erkrankungsherd gerichtet – dadurch sollen positive Veränderungen (wie Entzündungs- und Schmerzhemmung) in Zellen und im Organismus erzielt und die Wundheilung unterstützt werden.

Heilung mit Licht

Softlaser helfen bei der Wundheilung, bei der Geweberegeneration (nach Erkrankungen, Verletzungen wie Gürtelrose und Lippenherpes), bei Entzündungen und bei Schmerzen. Die Wirkung des Lasers ergibt sich aufgrund einer Foto-Bio-Stimulation. Zellen kommunizieren untereinander über die gleichen Lichtimpulse und geben so Informationen weiter. Mit dem Licht des Lasers werden körpereigene Heilabläufe reaktiviert. Die Lasertherapie verbessert die Phagozytose (Fresszellentätigkeit), hemmt die Mastzellendegranulation (verhindert zum Beispiel allergisch bedingte Symptome), aktiviert Immunzellen (durch erhöhte Leukozytenaktivität), verstärkt die Mikrozirkulation (Durchblutung in den kleinen Gefäßen) durch Gefäßerweiterung, verringert entzündliche Schwellungen und regt den lymphatischen Fluss an. Obwohl die Lasertherapie keine spezielle antivirale Wirkung besitzt, hat sich gerade bei Lippenherpes und Gürtelrose gezeigt, dass die Heilung weitaus schneller eintritt als bei konservativer Behandlung.

Heimbehandlung möglich

Die Therapie mit einem Softlaser kann in der Praxis angewandt werden oder auch zu Hause mit Softlasern für den Heimbereich (siehe Adressen, Seite 140; AMS).
Bei Lippenherpes reichen in der Regel fünf Behandlungen, eine täglich. Manchmal genügten mehrere Behandlungen an einem Tag und die Heilung setzte ein. Bei Gürtelrose sind zehn bis 15 Behandlungen notwendig.

MIKROIMMUNTHERAPIE (MIT)

Bei der Mikroimmuntherapie (kurz MIT) handelt es sich um eine sanfte, ganzheitlich ausgerichtete und einzigartige Therapie zur Regulierung des Immunsystems – sie ist Teil der Komplementärmedizin und kann begleitend zu anderen Therapien oder als alleinige Therapie eingesetzt werden. Entwickelt hat die Mikroimmuntherapie vor über 50 Jahren der belgische Arzt Dr. Maurice Jenaer (1926–2016). Seit damals hat sich vieles in der Immunologie-Forschung verändert und die Medizinische Gesellschaft für Mikroimmuntherapie (MeGeMIT) geht davon aus, dass etwa 90 Prozent aller Erkrankungen in Verbindung mit dem Immunsystem stehen. Viele Ärzte und Heilpraktiker wenden die MIT heute in ihrer Praxis an. Eine Begleitung durch einen Arzt oder Heilpraktiker ist sinnvoll, aber mit den hier gegebenen Hinweisen nicht unbedingt erforderlich.
Die Präparate können über jede Apotheke bezogen werden, allerdings verweigern manche Apotheken die Abgabe, da es Präparate aus dem Ausland sind und sie normalerweise der ärztlichen Rezeptpflicht unterliegen.

Regulierung des Immunsystems

Die Mikroimmuntherapie behandelt die Ursachen von Erkrankungen und nicht die Symptome. Reagiert das Immunsystem nicht angemessen auf eine Erkrankung, kann dies mit der MIT korrigiert werden. Dies geschieht mit von Dr. Jenaer im Jahr 1967 entwickelten homöopathischen Präparaten. Deren Inhaltsstoffe sind homöopathisch aufgeschlossene Immunbotenstoffe. Diese sind für die Kommunikation zwischen den an einer Immunreaktion beteiligten Zellen des Immunsystems wichtig und helfen dem Organismus, zu einer wirksamen Immunantwort zurückzukehren und so auf Krankheiten zu reagieren.

Der Einsatz der Mikroimmuntherapie ist vielseitig und die Therapie ist gut verträglich – sowohl therapeutisch als auch präventiv ist der Einsatz der MIT möglich. Die folgenden Erkrankungen können mit der MIT behandelt oder begleitet werden – sowohl bei Erwachsenen als auch bei Kindern:

- ◇ Allergien
- ◇ Alterserkrankungen
- ◇ Autoimmunerkrankungen
- ◇ Bakterielle Infektionen
- ◇ Depressionen
- ◇ Gelenkerkrankungen
- ◇ Knochenerkrankungen
- ◇ Krebserkrankungen
- ◇ Neurologische Krankheitsbilder
- ◇ Stress
- ◇ Virusinfektionen und Virus-Reaktivierungen (Herpes, EBV u. a.)
- ◇ Zahnerkrankungen

Die Wirkstoffe der MIT-Präparate befinden sich in Globuli (kleine Kügelchen) – diese wiederum sind in Kapseln gefüllt. In den Globuli befinden sich die homöopathisch aufbereiteten Immunbotenstoffe (Zytokine). Zytokine sind spezielle Proteine, mit deren Hilfe die an der Immunabwehr beteiligten Zellen untereinander kommunizieren, um Erreger zu bekämpfen. Das bedeutet, dass die MIT das körpereigene Immunsystem in seinem Abwehrkampf unterstützt und trainiert. Die Wirkstoffe, die in der Mikroimmuntherapie zum Einsatz kommen, werden biotechnologisch hergestellt und sind weder menschlichen noch tierischen Ursprungs.

Globuli im Mund zergehen lassen

Vor der Einnahme werden die Kapseln geöffnet und je nach Erkrankung werden ein bis mehrere Kapseln tagsüber eingenommen. Die in den Kapseln enthaltenen Globuli werden unter die Zunge gelegt und von dort gelangen die Wirkstoffe über das lymphatische System direkt ins Immunsystem. Am besten ist die Einnahme auf nüchternen Magen – werden mehrere Kapseln pro Tag eingenommen, dann sollen diese 15 bis 20 Minuten vor den Mahlzeiten eingenommen werden. Die Kapseln sind nummeriert und sehen farblich unterschiedlich aus. Sie werden stets in der nummerierten Reihenfolge eingenommen.

Manchmal ist es angezeigt, über bestimmte Blutuntersuchungen verschiedene Parameter zu bestimmen (Zustand des Immunsystems, virale Belastungen), um die Therapie noch gezielter einsetzen zu können. Die Dauer der Behandlung ist unterschiedlich und kann einige Wochen oder auch einige Monate betragen. Dies hängt damit zusammen, dass die Regulation des Immunsystems eben langsam erfolgt und nicht immer ein schneller Erfolg zu erwarten ist. Wird die Mikroimmuntherapie präventiv eingesetzt, kann sie auch einige Monate lang angewendet werden.

Dr. Petra Blum, eine erfahrene MIT-Therapeutin, MIT-Referentin und Autorin, hat die Wirkung einmal so beschrieben: »Es ist eine Anschubhilfe für die körperliche Selbstregulierung – so kann das immunologische Netzwerk wieder in Gang gebracht werden.«

Und wie wirkt die Mikroimmuntherapie nun gegen Viren? Im Gespräch sagte sie mir: »Die antivirale Mikroimmuntherapie kann die Replikation der Viren verhindern oder reduziert sie und stärkt das Immunsystem. Die Mikroimmuntherapie behandelt das Immunsystem, keine Viren.«

Präparate: 2L®EID, 2L®Herp, 2L®Zona, 2L®EBV, 2L®CMV.

NATRON – EIN ALTES VOLKSHEILMITTEL

Natron, korrekt Natriumhydrogencarbonat, auch Natriumbicarbonat, ist ein altes Volksheilmittel und wurde früher in den Seen des Tales Natron in Nordafrika abgebaut. Es wird auch als Speisesoda bezeichnet und dient im Blut als Säurepuffer.
Natron wird als Volksheilmittel schon lange gegen Bakterien und Viren eingesetzt mit der Begründung, dass es leicht antiseptisch wirke und helfe, krankheitsverursachende Viren und Bakterien zu eliminieren. Studien hat es dazu bisher nicht gegeben. Allerdings ist eine andere Studie interessant, die besagt, dass Natron die Funktion der Milz stimuliert. Ray und Kollegen von der Augusta University in Georgia, USA (Baking Soda Reduces Inflammation of Rheumatoid Arthritis, Other Autoimmune Diseases – by NutritonReview.org – May 3, 2018), konnten in einer Studie zeigen, dass Natriumhydrogencarbonat die Milz offenbar dazu anregt, durch die Aktivierung von Signalkaskaden ein entzündungshemmendes Milieu zu schaffen.
Diese Übertragung findet über neuronale Funktionen von Mesothelzellen statt. Über Sensoren, die Mikrovilli, findet eine Art Kommunikation statt, bei der vermutlich auch der Botenstoff Acetylcholin beteiligt ist. Die Frage ist, ob eine Stimulierung der Milz als Immunorgan nicht auch Wirkungen gegen Viren hat, was man annehmen kann.

Natron und Wasserstoffperoxid

Natron wirkt in erster Linie regulierend auf den Stoffwechsel, es kann überschüssige Säure binden und neutralisieren. Aus diesem Grund wird es zum Beispiel bei Sodbrennen eingenommen. Auch an Natriumionen reiche Mineralwässer und Heilquellen werden bei diesen Beschwerden empfohlen, da sie durch ihre Pufferkapazität die Säure neutralisieren und die Magen-

schleimhaut vor aggressiven Angriffen schützen. Dadurch wird die Abheilung der Schleimhaut unterstützt. Natriumbicarbonat kommt auch in der Bauchspeicheldrüse vor und ist an der Bildung von Pankreassaft (Bauchspeichel) beteiligt.
Im Jahr 2014 beschäftigte sich Mark Sircus, Therapeut und Autor zahlreicher Gesundheitsbücher in den USA, mit Natron und entwickelte eine spezielle Krebstherapie (siehe Seite 139). Gegen Viren setzte er einen Vernebler ein und übertrug vernebeltes Natron via Einatmung in die Lunge (ein Esslöffel Natron auf einen halben Liter Wasser). Der Patient sollte einmal täglich für zehn bis 30 Minuten das Natron-Wasser-Gemisch inhalieren, und zwar an sechs Tagen nacheinander. Sircus hatte zahlreiche Erfolge bei Lungenerkrankungen wie Asthma etc. Als bestes Rezept gegen Viruserkrankungen hat Sircus angegeben, Propolis-Tropfen, Wasserstoffperoxid und Natron zu mischen. Leider fehlen Angaben zu den Mengenverhältnissen.
Was das Wasserstoffperoxid betrifft, so zitiert er einen Arztkollegen, der hervorragende Erfolge bei Viruserkrankungen mit vernebeltem Wasserstoff hatte (zum Beispiel könnte man dies mittels eines Pari-Inhalier Boy® praktizieren). Wasserstoffperoxid (H_2O_2) besteht aus einem Wassermolekül und einem zusätzlichen Sauerstoffmolekül. Für die Inhalation müsste man ein- bis dreiprozentiges Wasserstoffperoxid einsetzen.

Dr. Jochen Gartz: Wasserstoff bei Gürtelrose und Lippenbläschen

Eine antivirale Wirkung von Wasserstoff beschreibt der Chemiker Dr. Jochen Gartz in seinem Buch. In der älteren Literatur habe er Hinweise für erfolgreiche Gürtelrose- und Windpockenbehandlung mit Wasserstoff gefunden – hier kam eine zehnprozentige Lösung zum Einsatz, mit der die Haut betupft wurde. Die weißen Stellen, die nach Auftragen auf der Haut entstehen, sind keine Verätzungen, wie manche Menschen meinen, son-

dern es sind Sauerstoff-Moleküle, die an die Oberfläche treten und wieder nach einiger Zeit verschwinden.
Was Natron und Wasserstoff betrifft, so gibt es in dieser Hinsicht noch viel zu erforschen und das Buch von Dr. Gartz bietet eine spannende Fundgrube für viele Möglichkeiten bei viralen und bakteriellen Infekten.

OZON

Seit fast 100 Jahren ist bekannt, dass geringe Dosen von Ozon eine entzündungshemmende und keimtötende Wirkung haben. In der naturheilkundlichen Praxis gibt es verschiedene Therapien, die sich Ozon als Heilmittel zunutze machen (etwa die Hochfrequenztherapie, die Sauerstoff-Ozon-Therapie; Rizole/Oliven-Öl-Komplexe, Seite 84). Ozon (O_3) ist ein stark riechendes Gas, das entsprechend konzentriert eingeatmet, hoch giftig ist. Ozon entsteht durch UV-Strahlung und durch elektrische Entladung in Verbindung mit Sauerstoff. Nach einem Gewitter nimmt man häufig den typischen Ozongeruch in der Luft wahr durch die elektrische Entladung.
Die ersten Berichte über die medizinische Anwendung von Ozon stammen aus dem Jahr 1916. Damals berichtete Dr. A. Wolff über erstaunliche Erfolge bei der Ozonbegasung von Fisteln, Wunden und Phlegmonen verwundeter Soldaten. Ein Kollege von A. Wolff, Dr. Gleich, berichtet ebenfalls über gute Erfolge bei der Begasung von eitrigen Verwundungen. 1920 nahm Prof. Dr. August Bier, Berlin, zum ersten Mal eine Eigenblutinjektion mit Ozon vor. Wenig später, 1925, entwickelten die Professoren Dr. F. Wehrli (Locarno) und Dr. Casagrande (Padua) die »Blutwäsche«. Daraus ist in den 1950er-Jahren die Hämatogene Oxidations-Therapie (H. O. T.) entstanden. In der Medizin arbeitet man nicht mit reinem Ozon, sondern mit Sauerstoff-Ozon-Gemischen, die völlig unschädlich sind.

Erweitert Gefäße und wirkt antiviral

Ozon wirkt gefäßerweiternd, viruzid, fungizid und bakterizid. Aus diesem Grund wird Ozon nicht nur bei banalen Infekten, sondern auch bei anderen Infektionskrankheiten mit gutem Erfolg angewendet. Ozontherapien verbessern außerdem das Fließverhalten des Blutes, das Blut wird kapillargängiger (fließt besser durch die kleinsten Blutgefäße, da sich die Geldrollenbildung der roten Blutkörperchen zurückbildet und die Gefahr von Gefäßverschlüssen reduziert wird). Ozon wirkt außerdem entzündungshemmend (etwa bei Erkrankungen des Rheumatischen Formenkreises). Es verbessert die Zellatmung bei fortgeschrittener Arteriosklerose und hat eine tiefgreifende Wirkung auf den Stoffwechsel.

Mit Ozon angereichertes Olivenöl wird mit Erfolg bei Herpes-simplex- und Herpes-Zoster-Infektionen eingesetzt. Es kann fertig gekauft werden oder man kann es mittels eines Ozongenerators auch selbst herstellen, ebenfalls Ozonwasser, das Dr. Beck (siehe Bücher, Seite 138) bei Virusinfektionen empfohlen hat (er empfahl die Kombination aus Beck-Zapper, kolloidales Silber, Magnetfeld und Ozon).

PROPOLIS

Propolis ist das von den Bienen hergestellte Kittharz, das sie im Bienenstock wegen der antibiotischen, antiviralen und antimykotischen Wirkung einsetzen. Propolis besteht aus vielen verschiedenen Stoffen und soll im Bienenstock die Ausbreitung von Krankheiten verhindern. Einerseits verwenden die Bienen es zum Abdichten von kleinen Löchern und Ritzen – andererseits dazu, in den Bienenstock eingeschleppte oder vorhandene Bakterien und Pilze in ihrer Entwicklung zu hemmen oder abzutöten. Dazu wird das Kittharz auf verschiedene Oberflächen wie Wabenzellen aufgebracht.

Seit Langem sind die antibiotischen Wirkungen von Propolis-Extrakten bekannt. In Untersuchungen wurden Wirkungen gegen verschiedene Bakterienstämme bestätigt. Darüber hinaus wurde eine antivirale Wirkung gegenüber Rhinoviren (Schnupfenviren) und Herpes-Viren festgestellt (Plaque-Reduktionstest). Propolis wirkt außerdem wachstumshemmend auf den Pilz *Candida albicans* sowie auf Hautpilze (Dermatophyten). In Tierversuchen konnte man mit Propolis bakterizide, antimykotische und virustatische Wirkungen bestätigen. In der Literatur wird auch berichtet, dass Propolis das Grippevirus zerstört, Studien werden aber nicht genannt.
Präparate: Propolisept® Tropfen (St. Johannser); Popolis Kapseln (Greenleaves, siehe Seite 140).

REGULATE NACH DR. NIEDERMAIER

Bei den Regulaten handelt es sich um flüssige Präparate, die in einem patentierten Herstellungsverfahren im Bereich der Fermentation gewonnen werden. In den Flüssigkeiten (es gibt verschiedene Regulate) sind lebensnotwendige Enzyme aus der Nahrung konzentriert enthalten. Diese wiederum entstehen aus Bio-Konzentraten von frischen Früchten, Gemüsen, Nüssen und werden innerlich und äußerlich angewandt. Entwickelt hat dieses besondere und schonende Verfahren der Kaskaden-Fermentation der Apotheker und Lebensmittelchemiker Dr. Hans Niedermaier (1913–2003).
In den aufgeschlossenen Enzymen befinden sich 50 000 sekundäre Pflanzenstoffe, Bestandteile der Milchsäurebakterien, rechtsdrehende Milchsäure sowie Mineralien – Dr. Niedermaier bezeichnete dies auch als Ur-Essenz. Außerdem fungieren diese Essenzen als Biologisches Transportsystem für andere Nährstoffe, weshalb man vom Carrier-Effekt oder Nährstofftaxi spricht. Die

Enzyme schleusen nämlich Vitamine, Spurenelemente, Mineralstoffe und Spezialstoffe wie Hyaluronsäure oder Kollagen direkt in die Zelle beziehungsweise ins Gewebe, also dorthin, wo der Körper sie benötigt. Das Interessante: Die Nährstoffe aus der Nahrung kommen vollständig im Organismus an.

Regulate zeigen die folgenden Wirkungen:
- ◇ Erhöhung der körpereigenen Energieproduktion in den Zellen/Mitochondrien
- ◇ Korrektur von metabolischen Dysbalancen (Stoffwechselentgleisungen)
- ◇ Milieusanierung im Darmtrakt (Mikrobiom)

Interessant ist, dass in den vergangenen Jahren auch Wirkungen gegen bakterielle und virale Erreger festgestellt wurden – dies basiert auf den folgenden Eigenschaften der Regulate:

1. Sie üben einen stimulierenden Effekt auf Natürliche Killerzellen durch die enthaltenen Polyphenole (siehe Seite 105) aus.
2. Sie verbessern die Immunkompetenz der Natürlichen Killerzellen durch antioxidative Wirkung. Durch proinflammatorische Immunreaktionen gelingt es dem Körper, Viren, die sich bereits in der Zelle des Wirts festgesetzt haben, zu eliminieren.
3. Die Granulozyten, eine Gruppe weißer Blutkörperchen, vernichten phagozytierte Viren (in eine Fresszelle aufgenommene) durch das Natriumsalz der Hypochlorigen Säure (Natriumhypochlorit, NaClO). Es handelt sich um ein weißes Pulver.
4. Die Monozyten werden durch die Regulate aktiviert.

Präparate: Rechtsregulat® Bio, Dr. Niedermaier; Regulatpro® Metabolic (beide Reformhäuser, Apotheken).

RIZOLE (RIZINUS-OLIVENÖL-KOMPLEXE) – OZONIDE

Rizol-Rezepturen bestehen aus ätherischen Ölen, die mit Aktivsauerstoff angereichert wurden. Entdeckt und entwickelt hat sie vor über 25 Jahren der Chemiker Dr. Gerhard Steidl. Folgende Arbeitshypothesen führten Dr. Steidl zu den Rizolen:

- ◇ Chronische Krankheiten sind durch einen systematischen Befall mit pathogenen Mikroorganismen gekennzeichnet.
- ◇ Im Fall von Krebserkrankungen gibt es eine weitere Hypothese: In der Regel führen nicht Mutationen zu Krebs, sondern Ansammlungen von Parasiten in sauerstoffarmen Geweben.

Ein Sauerstoffmangel hat nach Dr. Steidl gravierende biologische Konsequenzen, und zwar die unaufhaltsame Vermehrung aller Anaerobier (Mikroorganismen, die ohne Sauerstoff lebensfähig sind): Pilze, Bakterien, Parasiten und Viren. Die konsequente Gegenmaßnahme, so Dr. Steidl, sei die Zufuhr von Aktivsauerstoff. Aktivsauerstoff ist das primäre Wirkprinzip (Dr. Steidl) der Rizol-Rezepturen (sie werden heute als Rizinus-Olivenöl-Komplexe bezeichnet), »deren Effektivität gegen pathogene Anaerobier durch antibiotische Pflanzenöle breitbandig verstärkt wirkt. Mit den Rezepturen erreicht man eine Entlastung des Immunsystems, unabhängig von der diagnostizierten Krankheit.«
Folgendes teilte mir Dr. Steidl zu viralen Infekten mit: »Meine Hypothese sieht so aus: Aktivsauerstoff denaturiert das Vireneiweiß, sodass die Duplikation versagt. Übrigens wurden die Rizole gegen mikrobielle Anaerobier konzipiert. Dass es auch gegen Viren wirkt, ist ein nicht beabsichtigtes klinisches Ergebnis. Eine Rolle spielen dabei wahrscheinlich auch die ätherischen Öle im Rizol-Zeta.«

Bei Lippenherpes und Gürtelrose gab es stets gute Rückmeldungen von Anwendern.

SAUERSTOFF-MEHRSCHRITT-THERAPIE (SMT)

Die Inhalation von Sauerstoff hat verschiedene Wirkungen und wird in naturheilkundlichen Praxen mit großem Erfolg eingesetzt: Sie stärkt das Abwehrsystem, beschleunigt die Genesung nach Krankheiten, verbessert die Mikrozirkulation und erhöht die körperliche und geistige Leistungsfähigkeit. Eine Sauerstoff-Therapie ist bei allen viralen Infekten von Vorteil, denn sie stimuliert das Immunsystem.
Mit SMT ist eine spezielle, von Prof. Dr. Manfred von Ardenne entwickelte Sauerstoff-Therapie gemeint. Sie zeichnet sich durch eine Dreierkombination aus: durch Vitalstoffgabe vor der Anwendung, um die Sauerstoffausnutzung in Zellen und Geweben zu verbessern; durch Erhöhung des arteriellen Sauerstoff-Partialdruckes durch hohen Sauerstoffgehalt in der Einatmungsluft und durch verbesserte Sauerstoffverteilung durch gleichzeitige leichte Bewegung.
Bei Infektionen mit dem Coronavirus ist die Sauerstoff-Therapie enorm wichtig. Sie kann in Praxen, aber auch durch Leihgeräte zu Hause praktiziert werden.

SELEN

Selen ist ein Spurenelement und spielt eine bedeutende Rolle bei der Funktion unseres Immunsystems. Dazu zählt die Bildung von Lymphozyten (zählen zu den weißen Blutkörperchen und haben eine Funktion bei der Körperabwehr und gegen Entzündungen). Es beeinflusst die Interferon-Synthese (siehe Seite 57) und aktiviert die T-Zellen und NK-Zellen (siehe Seite 16). Auch

bei der Ausheilung von Entzündungen spielt es eine wichtige Rolle. Deshalb wird es unter anderem auch bei der Hashimoto-Erkrankung eingesetzte (siehe Seite 122).
Präparate: Cefasel 200 nutri (Cefak, Apotheke), Selen 200 µg (Greenleaves), Selen-Loges (Apotheke).

ÜBERWÄRMUNGSBAD

Hohe Körpertemperaturen von 40 °C killen die Viren. Diese Tatsache ist altbekannt, Wärme führte schon bei der Spanischen Grippe 1918 zum Erfolg. Damals hatte der Großvater von Dr. med. Andreas Bircher, Dr. Max Bircher-Benner (1867–1939 – der Erfinder des Bircher-Müslis), in seinem Sanatorium über 100 mit Viren infizierte Soldaten mit Überwärmungsbädern, veganer Frischkost und Physiotherapie behandelt. Alle Soldaten haben überlebt – obwohl diese Grippe mit 40 bis 80 Millionen Todesopfern weltweit als die schlimmste aller Zeiten bezeichnet wurde, bei der kaum Heilung möglich war.
Auch Dr. med. Adolf Keller, Autor von »Fieberkrankheiten als Heilkrisen« (siehe Seite 138), hat festgestellt, dass Viren durch Überhitzung des Körpers zugrunde gehen (siehe Seite 119.
Dr. Andreas Bircher (Leiter des Medizinischen Zentrums Bircher-Benner in der Schweiz) kritisiert, dass die Schulmedizin medikamentös das Fieber senkt. Dies sei seiner Meinung nach das Schlimmste, das man machen könne. »Fiebersenkung ist Sabotage am Immunsystem!«
Bei den Überwärmungsbädern, auch als Hyperthermie bezeichnet, wird die Temperatur des Badewassers sukzessive bis auf 40 °C erhöht – darin badet man maximal zehn Minuten (nicht, wenn man Herzbeschwerden hat!). Vor und während des Bades möglichst viel trinken, am besten Lindenblütentee mit Zitronensaft und Honig. Dann einpacken und im Bett zugedeckt eine Stunde nachruhen und schwitzen.

ZEOLITH-KLINOPTILOLITH (NATURZEOLITH), BENTONIT, MONTMORILLONIT

Hierbei handelt es sich um ein Silikat-Gestein. Der Naturzeolith ist ein mikroporöses Gestein vulkanischen Ursprungs, das schon seit 2400 Jahren in der Heilkunde Verwendung findet. Es kommt in verschiedenen Ländern und dort in bestimmten Gebirgen vor, zum Beispiel in der Türkei oder auf Kuba. Das Kristallgitter beim Naturzeolith besteht aus Silizium und Aluminium-Tetraedern. In diesen Kristallgittern befinden sich Kalium-, Natrium-, Kalzium und Magnesiumionen. Die wichtigsten Funktionen des Naturzeoliths sind nach Prof. Dr. Dr. Hecht:

1. Schadstoffe werden aus dem Körper entfernt.
2. Selektiver Ionenaustausch – das bedeutet, dem Körper werden nur so viele Mineralstoffe zugeführt, wie er für eine systemische Regulation benötigt.
3. Bindung von Stoffen (Toxinen), die dadurch unschädlich gemacht werden.
4. Zufuhr von kolloidalem Siliziumdioxid, das für viele Stoffwechsel- und Aufbauprozesse und für die Jugendlichkeit enorm wichtig ist.

Was Viruserkrankungen betrifft, so ist die Virusbindung durch Montmorillonit nachgewiesen worden (Schwarz et al. 1989). Prof. Hecht (siehe Seite 138) schreibt: »Es ist aber dennoch möglich, durch Montmorillonit-Viren-Bindung mittels Adsorption an die Enterozyten (Anmerkung des Autors: Darmschleimhautzellen; die Versuche wurden mit Darmviren gemacht) deren pathogene Wirkung zu vermindern oder zu verhindern. Die regelmäßige Einnahme von Montmorillonit schützt gegen Grippeinfekte.«

Präparate: Montilo-HE (Heck Biopharma), Stoffwechsel (RepaVital), Froximun Toxaprevent (Apotheke).

ESSEN UND TRINKEN GEGEN VIREN

Verschiedene Nahrungsmittel sind in der Lage, das Herpes-Virus, das die schmerzhaften Lippenbläschen verursacht, in Schach zu halten oder es zu schwächen, wie die Amerikanerin Selene Yeager in ihrem Buch »Das Ärztebuch der Heilkraft unserer Lebensmittel« schreibt. Aber auch andere Viren können durch sekundäre Pflanzenstoffe im Essen gehemmt werden. Zu diesen Stoffen zählen zum Beispiel Eier, Bohnen oder Tomaten, aber auch Fleisch, Milch und Käse, weil sie die Aminosäure Lysin enthalten.

AMINOSÄUREN GEGEN VIREN

Zwei Aminosäuren sind bei der Behandlung von Viren, in dem Fall Herpes-Viren (Lippenherpes, HHV-1), besonders wichtig: L-Lysin und L-Arginin. Man hat festgestellt, dass Herpes-simplex-Viren einen hohen Bedarf an Arginin haben. Ist also ausreichend Arginin vorhanden, haben die Viren leichtes Spiel und können sich schneller und intensiver in der Wirtszelle vermehren. Lysin soll bei Herpes die Arginin-Aufnahme in die Viren-produzierenden Zellen hemmen, da beide Aminosäuren dasselbe Transportsystem benutzen.
Schon früher empfahlen die Menschen Hühnersuppe bei allen möglichen Infekten – was sie nicht wussten: Das Lysin im lange ausgekochten Suppenhuhn tat hier bei viralen Infekten seine Wirkung. Ebenso natürlich die Basensalze aus dem Verkochen der Knochen (durch Entzündungen werden Säuren freigesetzt – Basen binden diese Säuren).

Arginin-Nahrung reduzieren, Lysin-Nahrung zuführen

Ist ausreichend Lysin vorhanden, können rekurrierende (immer wieder auftretende) Herpes-simplex-Infektionen verhindert oder reduziert werden (Verlängerung der anfallsfreien Zeit). Lysin kann also hervorragend prophylaktisch eingesetzt werden, am besten in Kombination mit Vitamin C. Aber auch bei akuten Erkrankungen verkürzt Lysin den Heilungsverlauf. Der Vitalstoff-Experte und Apotheker Uwe Gröber empfiehlt für die Prophylaxe 0,5 bis 1,5 Gramm Lysin pro Tag bei Erwachsenen plus 0,5 bis 1 Gramm Vitamin C. Für die Akuttherapie: Drei Gramm Lysin in mehreren Portionen über den Tag verteilt und ein bis drei Gramm Vitamin C. Zusätzlich sollte auf Arginin-arme Ernährung geachtet werden (Pinienkerne, Kürbiskerne, Erdnüsse, Rehfleisch und Rindfleisch enthalten viel Arginin – diese also meiden).

Lysin ist in der Lage, bei den verschiedensten Krankheiten zu helfen. Es bekämpft Viren, Entzündungen, Arteriosklerose und sogar Krebs. Lysin gehört zu den essenziellen Aminosäuren, das bedeutet, dass der menschliche Körper sie nicht selbst synthetisieren kann und auf die Zufuhr angewiesen ist.

Selene Yeager (zitiert Dr. McCune): »Das Herpes-Virus kann seine Proteinschicht nur mit Hilfe der Aminosäure Arginin bilden. Wenn die Nahrung viel Arginin enthält, besteht die Gefahr, dass das Virus wuchert!«

Dr. McCune: »... die Wirkungsmechanismen von Lysin zeigten in Studienarbeiten teils sehr gute Ergebnisse bei der Behandlung von Herpesinfektionen. Die Aminosäure wurde zudem häufig von den Probanden als sehr effektiv gegen Herpes eingestuft. Die Ergebnisse der Behandlung hängen allerdings stark von der jeweils eingenommenen Lysin-Dosis sowie der Höhe der gleichzeitig eingenommenen Arginin-Menge (durch die Nahrung) ab. Zudem variiere die Absorption von Lysin generell von Person zu Person. Bei Herpes wird daher als wirksame Dosis von L-Lysin (als Nahrungsergänzungsmittel) eine tägliche Einnahme von 500 mg bis

3000 mg pro Tag empfohlen. Zudem kann die Einnahme der Aminosäure auch über die Ernährung erhöht werden, indem mehr Lysin-reiche Lebensmittel verzehrt werden und Lysin-arme (Getreide, raffinierter Zucker) sowie Arginin-reiche Lebensmittel (Nüsse, Mandeln) gemieden werden. Darüber hinaus spielt aber auch die Zubereitung der Mahlzeit eine Rolle für eine gute Bioverfügbarkeit des Lysins.«

FOLGENDE NAHRUNGSMITTEL ENTHALTEN VIEL LYSIN ZUM SCHUTZ VOR HERPES-VIREN:

- ◇ Eine halbe Dose Thunfisch enthält 2400 mg Lysin (1450 mg Arginin).
- ◇ Ein gebackenes Hähnchen, 85 g, enthält 2232 mg Lysin (1584 mg Arginin).
- ◇ Heilbutt, 85 g, enthält 2083 mg Lysin (1357 mg Arginin).
- ◇ Lachs, 85 g, enthält 2014 mg Lysin (1311 mg Arginin).
- ◇ Käse, 85 g, enthält 1650 mg Lysin (600 mg Arginin).
- ◇ Rindfleisch, roh, 100 g, 1797 mg Lysin.
- ◇ Erbsen, 100 g, 1772 mg Lysin (1100 mg Arginin).
- ◇ Hühnerei, 100 g, 914 mg Lysin (1100 mg Arginin)
- ◇ Walnuss, 100 g, 420 mg Lysin (1700 mg Arginin).

Die Weltgesundheitsorganisation (WHO) empfiehlt als Tagesdosis eine Menge von 30 bis 64 Milligramm (mg) pro Kilogramm (kg) Körpergewicht. Für einen 70-Kilogramm-Mann sind das 2100 bis 4480 Milligramm.

Präparate, die L-Lysin enthalten: AminoXathin (Repavital), L-Lysin (Orthotherapia).

Wie der Wissenschaftler André Kopka (M. Sc.) aus Detmold, Herausgeber von »Lysin-Wissen« schreibt, gehören zu den natürlichen Alternativen von Aciclovir® insbesondere L-Lysin, Vitamin C, Zink, Vitamin E, Adenosinmonophosphat und Zitronenmelisse.

ARTEMISIA ANNUA

Der Einjährige Beifuß *(Artemisia annua)* ist eine Pflanze, die aufgrund ihrer Polyphenole hervorragende Eigenschaften gegen bakterielle und virale Infektionen aufweist und auch als »Heilpflanze der Götter« bezeichnet wird (siehe Bücher, Seite 139). Dr. Hans-Martin Hirt, Apotheker und Pharmakologe, setzt sich mit seinem Verein für die Verbreitung dieser Heilpflanze ein und hilft an Malaria und anderen Krankheiten erkrankten Menschen durch sein Engagement in Afrika (siehe Bücher, Seite 138).
Die Artemisia-Pflanze wird seit 168 v. Chr. in der chinesischen Volksmedizin eingesetzt; im Jahr 340 n. Chr. wurde erstmals die Verwendung als Anti-Malaria-Mittel beschrieben (zwischenzeitlich durch Studien belegt). Der Hauptwirkstoff Artemisin ist patentiert und zwar als Mittel gegen Malaria und unter anderem auch als Mittel gegen Aids und Krebs. Dr. Hirt sammelt weltweit Hinweise über weitere Heilwirkungen der Pflanze, und so gibt es bereits Erfahrungen bei Rheuma, Colitis ulcerosa, Morbus Crohn, Hauterkrankungen, Hämorrhoiden etc.
Die Pflanze kann als Tee aus den Blättern zubereitet werden (erhältlich im Internet) oder mit dem Pulver. Dr. YouYou Tu hat auch gute Erfahrungen bei Grippe und grippalen Infekten gesammelt. Ihrer Meinung nach bestehen gute Chancen, dass man sich am nächsten Tag wieder völlig gesund fühlt, wenn man bei den ersten Anzeichen reichlich Artemisia-Pulver zu sich nimmt. Dies ist sehr ermutigend, auch wenn es dazu erst wenige wissenschaftliche Grundlagen gibt.

Im Jahr 2006 wurde bereits eine Studie veröffentlicht (Pubmed: Planta Med. 2006 Oct;72(13):1169–74. Epub 2006 Aug 10.), in der antivirale Effekte von *Artemisia annua* bei Flavi-Viren beschrieben wurden. Weitere Studien über die antivirale Wirkung: www.ncbi.nlm.nih.gov/pubmed/16902856; www.cid.oxfordjournals.org/content/47/6/804.full«.
2015 ging der Nobelpreis für Medizin an Artemisia – zumindest indirekt, denn bekommen hat den Preis die 84-jährige Chinesin Youyou Tu für ihre Entdeckung des Wirkstoffs Artemisin.

Dosierung und Nebenwirkungen

Bei den ersten Anzeichen eines Infektes kann man viermal täglich einen halben bis schwach gehäuften Teelöffel (schwache und stärkere Dosierung) Artemisia-Pulver auf 200 Milliliter kochendes Wasser geben, 15 Minuten ziehen lassen und dann trinken. Wichtig ist, *Artemisia annua* außerhalb der Mahlzeiten einzunehmen, das heißt 30 Minuten bis eine Stunde vor dem Essen. Außerdem darf man Artemisia nicht zusammen mit Eisen einnehmen! Dauer der Einnahme: Artemisia eignet sich nicht zur präventiven Einnahme und sollte im Normalfall (z. B. bei einer Grippe) nicht länger als zwei Wochen eingenommen werden. Nebenwirkungen sind keine bekannt. Die einzigen Kontraindikationen sind Magengeschwüre und Magenübersäuerung.
Präparate: Artemisia annua Anamed (anamed – »aktion natürliche medizin«, Dr. Hans-Martin Hirt, Schafweide 7, D-71364 Winnenden. www.anamed-edition.com).

CISTUS-EXTRAKT (ZISTROSE)

Cistus-Extrakt zeigte in Studien eine antivirale Wirkung gegen Influenza-Viren in Zellkulturen, im Maus-Modell und in der klinischen Anwendung, und zwar ohne die infizierten Zellen

selbst zu schädigen. Es gab keine unerwünschten Wirkungen und auch keine Resistenzbildung der Viren. Bei Anwendung eines Cistus-Extraktes (z. B. Cystus 052®-Extrakt – es wurden verschiedene getestet, alle hatten diese Wirkung) zeigte sich, dass die Viren am Eintritt in die menschliche Wirtszelle gehindert und schließlich auf natürlichem Weg vom Körper ausgeschieden wurden. Aufgrund dieser Beobachtungen wird Cistus als vorbeugendes Mittel während der Grippesaison empfohlen. Der Wirkmechanismus gestaltet sich wie folgt: Die Grippeviren binden sich mit einem speziellen Protein (Hämagglutinin) an die Zelloberfläche. Nur dadurch kann die Vermehrung einsetzen. Man nimmt an, dass es Polyphenole sind (siehe Seite 105), die sich an die Virusoberfläche binden und so das Andocken der Viren an die Zelloberfläche verhindern. Auch die Uni Lübeck hat festgestellt, dass die Wirkung gegen Viren jeder Art durch einen hohen Polyphenol-Gehalt zustande kommt. Durch Einhüllen der Viren mit Polyphenolen wird das Eindringen der Viren in die Zellen verhindert. Die antivirale Aktivität basiert auf Blockierung der primären Virusbindung an Zellen.
Präparate: Immucist (Anusan), Cystus Pandalis Lutschtabletten (Dr. Pandalis, Apotheke), Cystus Bio Kindersirup (Dr. Pandalis, Apotheke), Cistus-Tee.

ECHINACEA (SONNENHUT)

Bei den Pflanzen *Echinacea purpurea* und *E. pallida* (nicht bei *E. angustifolia*) wurde festgestellt, dass Presssäfte und hydroalkoholische (Wasser-Alkohol)-Zubereitungen aus dem blühenden Kraut eine deutliche Wirkung gegen das Herpes-simplex-Virus besitzen – bei Anwendung auf der Haut (topische Anwendung). Und zwar wurde nachgewiesen, dass eine Hemmung der Virusvermehrung um 50 Prozent erfolgte bei Lippenherpes-Bläschen (HHV-1).

Präparate: Echinacin Salbe Madaus, Wala Mundbalsam, Dr. Hauschka Akut Lippenpflege, Ecinacea-Tee.

FOLSÄURE ZERSTÖRT HP-VIRUS

Jean Carper, die Autorin von »Wunder-Medizin Nahrung« hat sich ebenfalls mit »Viren-Nahrung« beschäftigt und schreibt: »Was Sie einem Virus, das Ihren Körper zu seinem Zuhause gemacht hat, als Futter zuführen, kann mit darüber entscheiden, ob es ein- oder ausgeschaltet wird, verhungert oder gedeiht, und so auch, ob es eine Krankheit verursacht oder nicht. In außergewöhnlichen Studien an Frauen, die mit einem Virus infiziert waren, das zu Gebärmutterhalskrebs führen kann (Humanes Papilloma-Virus, HPV), entdeckte Dr. Charles Butterworth an der University of Alabama, USA, dass das Virus zerstört wurde, wenn in seiner Umgebung ausreichende Mengen an Folsäure vorkamen. Dr. Butterworth erläutert, dass die Chromosomen bei einem Mangel an Folsäure eher an »schwachen« Stellen brechen. Das erlaubt dem Virus, sich in das genetische Material der gesunden Zellen einzuschleichen und die ersten dem Krebs vorausgehenden Veränderungen zu verursachen. Versuchspersonen mit niedrigem Folsäuregehalt in den roten Blutzellen waren fünfmal mehr gefährdet, solche Zellveränderungen zu erleben, als Versuchspersonen mit höheren Folsäure-Werten.

Folsäure gehört zur Gruppe der B-Vitamine und ist in grünem Blattgemüse und Hülsenfrüchten enthalten.

HEILPILZE

Heilpilze enthalten Stoffe, die gegen Viren wirksam sind, und zwar Triterpene. Für die Medizin sind vor allem die pentazyklischen Triterpene von Interesse, da sie einerseits eine antibiotische Wirkung zeigen, etwa im Salbei *(Salvia officinalis)*, andererseits antivirale Eigenschaften aufweisen wie eine Untergruppe der pentazyklischen Triterpene, die in der Betulinsäure (siehe Seite 57) vorkommen und die beim HI-Virus untersucht wurde. Die Betulinsäure ist gegen Viren wirksam, weil sie das Virus am Eindringen in die Wirtszelle hindert oder seine Reifung zum infektiösen Stadium blockiert.

Triterpene gehören zur Gruppe der Lipide. Triterpene finden sich in den Heilpilzen *Agaricus blazei murrill*, *Cordyceps* und auch in *Polyporus umbellatus*. Von besonderer Bedeutung ist der Reishi-Pilz oder Glänzende Lackporling *(Ganoderma lucidum)*, denn er soll mehr als 100 verschiedene Triterpene enthalten. Die Triterpene kommen vor allem in den Sporen vor und hier hebt sich der Reishi-Pilz hervor, da er reich an Sporen ist.

Für die antiviralen Eigenschaften ist die Hemmung eines Enzyms entscheidend, der reversen Transkriptase (RT, siehe Seite 48). Bei einer HIV-Infektion und Epstein-Barr-Virus-Infektion wurde festgestellt, dass die reverse Transkriptase durch die Triterpene im Reishi-Pilz gehemmt wird. Die reverse Transkriptase (auch RNA-abhängige DNA-Polymerase genannt) ermöglicht die Umschreibung (Umwandlung) von RNA in DNA durch Katalyse (Auflösung). Viren mit RNA-Genom verwenden die reverse Transkriptase (RT), um ihr Genom in DNA umzuschreiben. Das bedeutet, dass die RT eine entscheidende Funktion bei der Vermehrung des Virus ausübt. Wird die reverse Transkriptase gehemmt, wie dies durch Triterpene möglich ist, ist es schwierig oder unmöglich für das Virus, sich zu replizieren, also zu vervielfältigen.

Präparate: Beta-d-Immun (Repavital), Polyporus-, Cordyceps-, Agaricus-, Reishi- und Maitake-Tropfen (Life Light), OxiCare (Anusan).

Außerdem lässt sich aus dem Reishi-Pilz ein Tee bereiten. Den Pilz können Sie im Internet beziehen.

INGWER

Der scharfe Geschmack von frischem Ingwer ist seinen Inhaltsstoffen zu verdanken, Gingerole und Shoagole. Sie kurbeln im Mund die Speichelproduktion an und befeuchten auf diese Weise die Schleimhäute. Als Tee getrunken, gelangen die Scharfstoffe in den Rachen, wo die meisten Viren in hoher Zahl vorkommen und die Zellen befallen, um sich zu vermehren. Sind die Schleimhäute gut befeuchtet, sind sie weniger gut angreifbar von den Viren. Ingwertee schwemmt die Viren gleichsam aus den Geweben heraus. Sie können dann einfach hinuntergeschluckt und im Magen von der Magensäure vernichtet werden.

Deshalb bietet es sich an, viel Ingwertee zu trinken, den Sie aus der frischen Wurzel zubereiten. Aber es ist auch sinnvoll, generell viel zu trinken, etwa Wasser oder Kräutertees.

MANUKA-HONIG, MANUKA-ÖL

Manuka-Honig stammt aus Neuseeland und ist ein Honig, der von Bienen aus dem Blütennektar der Südsee-Myrte oder Manuka *(Leptospermum scoparium)*, einer Verwandten des australischen Teebaumes, erzeugt wird. Manuka-Honig wird traditionell als Naturheilmittel verwendet. In Studien konnten ihm antibakterielle Eigenschaften bestätigt werden. Dafür ist Methylglyoxal (MGO) verantwortlich. Diese Substanz wirkt nachweislich gegen zahlreiche Bakterienstämme, dazu zählen auch der gefürchtete Krankenhauskeim *Staphylococcus aureus* (MRSA) sowie der pathogene Darmkeim *Escherichia coli*. Sicherlich kann man schwere Infektionen nicht ausschließlich mit Honig behandeln, aber erstaunlich ist dennoch, dass im Labor Manuka-Honig in der Lage war, diese Bakterien am Wachstum zu hindern.

Antiviren-Wirkung bestätigt

Auch eine positive Wirkung von Manuka-Honig gegenüber Viren und Pilzen hat sich bestätigt. Bei Erkältungskrankheiten genügt es beispielsweise, wenn man morgens Manuka-Honig aufs Frühstücksbrot gibt – dies ist aber nur von Vorteil bei Infektionen der oberen Atemwege.

Nach Petra Neumayer (siehe Bücher, Seite 139) hat sich bei Lippenherpes die folgende Mischung bewährt: Fünf Tropfen Manuka-Öl, zehn Tropfen Teebaumöl und fünf Tropfen Niaouliöl miteinander mischen und mehrmals täglich auf das Herpesbläschen auftragen. Über den antiviralen Effekt von Manuka-Öl wurde noch nicht viel geforscht, jedoch wissen die Experten (Neumayer et al.) jetzt schon, dass der antivirale Effekt von Manuka-Öl (und Honig) bedeutend höher liegen soll als der von Teebaumöl. Manuka-Öl wirkt zusätzlich bei Husten auswurffördernd, bei Allergien wirkt es wie ein Antihistaminikum, ein Mittel, das allergische Reaktionen verhindert.

Präparate: Manuka-Öl (in Apotheken), Manuka-Honig (in Bio- und Naturkostläden, Reformhäusern).

MELISSENEXTRAKT

Die Melisse zählt zu den wenigen Pflanzen, über die man schon vor Jahrzehnten im Zusammenhang mit einer antiviralen Wirkung berichtet hat. Es gibt eine in vitro (im Labor, im »Glas« getestet) nachgewiesene virustatische Wirkung eines Melissenextraktes, der sich in der klinischen Anwendung bestätigt hat. Und zwar zeigte sich, dass ein frühzeitiger Therapiebeginn in 75 Prozent der Fälle die Krankheitsdauer von Lippenherpes deutlich verkürzt.

Die Wirkung wird Polyphenolen (siehe Seite 105), Rosmarinsäure und Gerbstoffen aus Lamiaceen (Lippenblütler, dazu zählt die Melisse) zugeschrieben. Sie gehen mit den Virus- und Zellmembran-Proteinen eine Verbindung ein, besetzen Virusrezeptoren und verhindern dadurch das Anheften an die Zellmembran. Die pathogene Potenz des Herpes-simplex-Virus wird dadurch ohne zytotoxische Nebenwirkungen gesenkt bzw. aufgehoben. Es kommt zur Unterbrechung der Reinfektion und zur Verkürzung der Heilungsphase und zu einem raschen Austrocknen der Herpesbläschen. Bei Rezidiven (wiederholtes Auftreten) kann mit einer Verlängerung der beschwerdefreien Zeit gerechnet werden

Präparate: Lomaherpan®-Creme (Apotheke).

QUERCETIN

Selene Yeager erwähnt als weitere Lebensmittel, die gegen Viren wirksam sind und die Abwehr stärken, Äpfel, Zwiebeln und Grünkohl. Die im Obst und Gemüse enthaltenen Flavonoide sollen Krankheitserreger daran hindern, sich im Körper einzunisten. Die wirksamste Substanz ist eine chemische Verbindung mit dem Namen Quercetin.

Quercetin kommt in großen Mengen im Grünkohl und in allen Zwiebelgewächsen wie Gemüsezwiebeln, Knoblauch oder Bärlauch vor und zerstört, das haben verschiedene ernährungswissenschaftliche Forschungen bestätigt, das genetische Material der Viren – diese können sich dann nicht mehr vermehren. Quercetin kann sowohl das Herpes-Virus als auch verschiedene Grippeviren erfolgreich hemmen.

Der Name »Quercetin« ist aus dem lateinischen Wort für Eiche = »quercus« abgeleitet. Es handelt sich um einen gelben Naturfarbstoff, der früher zum Färben benutzt wurde (Färbereiche). Quercetin ist in vielen Pflanzen enthalten – ebenso im Rotwein (die Lagerung in Eichenfässern erhöht nochmals den Quercetin-Gehalt des Weines). Viel Quercetin enthalten zum Beispiel Kapern (1800 mg/kg), ebenso Liebstöckel (1700 mg/kg), Zwie-

beln (284–486 mg/kg), Grünkohl (60–110 mg/kg) und Äpfel (21–440 mg/kg).
Präparate, die Quercetin enthalten: InflaCare (Anusan), Enzym akut (Repavital), OxiCare (Anusan).

SELLERIESAFT

Anthony William nennt sich selbst ein Medical Medium und hat inzwischen mehrere Beststeller über die naturheilkundliche Behandlung von chronischen und teils schweren Erkrankungen wie Parkinson, Borreliose, Demenz und Autoimmunerkrankungen geschrieben. Er hat festgestellt, dass neurologische Symptome (Zittern, Zuckungen, Spasmen, Kribbeln, Taubheit, Restless Legs, Muskelkrämpfe) immer eine Virenbelastung als Ursache haben. Das Virus wird seiner Ansicht nach aktiv, wenn es ausreichend Nahrungsquellen hat, und hier schätzt es besonders Schwermetalle (Aluminium, Quecksilber). Gerne hält es sich in der Leber auf, da diese toxischen Elemente dort angereichert sind. Bedient es sich der Schwermetalle, so William, gibt das Virus Neurotoxine ab, die zum Beispiel zu Muskelschmerzen führen. Auch Borreliose-Patienten, die unter neurologischen Beschwerden leiden, sind mit Viren infiziert und nicht mit Bakterien, so William. Die Lösung vieler Krankheiten liegt nach seiner Meinung im Selleriesaft. So bräuchten entzündete Nerven Elektrolyte, die der Selleriesaft liefert.
Bei einer Kur mit Selleriesaft muss dieser täglich frisch gepresst werden – und zwar nicht aus der Sellerieknolle, sondern aus den Stangen des Staudenselleries. Der Saft wird morgens nüchtern getrunken (ein halber Liter) – zunächst für eine Kurdauer von 30 Tagen. Während der Staudensellerie bisher als Gemüsepflanze nicht sonderlich beliebt war, reißen sich die Menschen in Bio- und Gemüseläden jetzt förmlich darum – was letztlich dazu führte, dass die Preise nach oben schossen.

Nichts Außergewöhnliches

Die Empfehlung von Anthony William empfinde ich nicht als außergewöhnlich. Vitamine, viel Obst, Salate und Gemüse mit sekundären Pflanzenstoffen wurden schon immer in der Naturheilkunde als wichtig angesehen. Auch die Empfehlung, etwa bei Borreliose Zucker, Gluten, Glutamat, Milchprodukte oder Schweinefleisch wegzulassen, ist nicht neu. Williams Empfehlungen sind gut, denn er gibt viele Impulse. Meines Erachtens sind aber in der praktischen Behandlung von Virenerkrankungen noch weitaus mehr Dinge zu beachten. Würden sich die gesundheitlichen Probleme mit Selleriesaft lösen lassen, wäre das fantastisch – leider ist es nicht die Realität.

VITAMINE

Vitamine sind organische Verbindungen, die der Körper für viele lebenswichtige Prozesse im Stoffwechsel braucht. Da er sie nicht selbst herstellen kann (mit Ausnahme von Vitamin D), müssen wir sie mit der Nahrung aufnehmen.
Gegen Viren wirksam sind die folgenden Vitamine:
Vitamin C kann die Immunzellen vor schädigenden Krankheitserregern schützen und die Viren an der Vermehrung hindern. Dadurch können der Schweregrad der Erkrankung und deren Dauer gesenkt werden. Allerdings hilft es wenig, Vitamin C als Nahrungsergänzungsmittel einzunehmen. Trinken Sie stattdessen zum Beispiel Zitronenwasser oder Sanddornsaft, essen Sie regelmäßig rote Paprika, Schwarze Johannisbeeren oder Kohlgemüse oder lutschen Sie Acerolakirsch-Tabletten.
Vitamin A (Betacarotin) kann die Natürlichen Killerzellen (NK) des Immunsystems stimulieren, es werden mehr NKs gebildet. Dadurch kann der Schweregrad der Erkrankung, vor allem Atemwegsinfekte, positiv beeinflusst werden. Vitamin A können Sie sich beispielsweise über Möhren, Spinat, Süßkartoffeln,

Kürbis, Aprikosen, Tomaten, Hühnereier, Leber oder Thunfisch zuführen.

Vitamin E: Dieses fettlösliche Vitamin stärkt das Immunsystem und hilft so gegen Viren. Es wird nur von Pflanzen hergestellt. Reichlich Vitamin E enthalten Pflanzenöle wie Sonnenblumenöl, Mais- oder Wezenkeimöl, aber auch Nüsse, Kohl oder Avocado.

Manche Herpes-Patienten schwören auf ein Hausmittel: Eine Kapsel Vitamin E öffnen und die Lösung auf dem Bläschen verstreichen.

Vitamin D kann das Immunsystem stärken und den Körper bei der Abwehr von Krankheitserregern unterstützen. Vitamin D kann der Körper zwar selbst herstellen, wenn Sie Ihre Haut regelmäßig der Sonne aussetzen, allerdings ist die Sonneneinstrahlung im Winter zu gering, sodass Nahrungsergänzungsmittel nötig werden. Vitamin-D-reiche Lebensmittel sind fette Seefische wie Lachs, Makrele oder Hering, Hühnereigelb, viele Pilze, Leber oder Käsesorten wie Gouda oder Emmentaler.

Mehr Natürliche Killerzellen

Bereits Mitte der 1990er-Jahre stellten Forscher der Memorial University Neufundland, Kanada, fest (zitiert von Selene Yeager), dass Naturstoffe wie Betacarotin, Vitamin C und Vitamin E die Anzahl an Natürlichen Killerzellen erhöhen können. Untersuchungen haben gezeigt, dass 15 bis 30 Milligramm Betacarotin täglich, zum Beispiel in einer großen Möhre, einen wichtigen Einfluss auf das Immunsystem haben. Forscher der Universität von Arizona stellten beispielsweise fest, dass Testpersonen, die täglich 30 Milligramm Betacarotin verzehrten, mehr Natürliche Killerzellen und Virus-elimierende Lymphozyten produzierten als diejenigen, die kleinere Mengen zu sich nahmen.

Forscher der Universität Helsinki (zitiert von Selene Yeager) fanden heraus, dass 1000 mg Vitamin C (dies konnte in anderen

Studien bestätigt werden) pro Tag die Krankheitsdauer generell verkürzt, sollten dennoch Infekte auftreten, würde die Vitamin-C-Einahme die Symptome um 23 Prozent lindern. Vitamin C benötigt der Körper auch, um Interferon zu produzieren. Interferone sind Proteine, sie entfalten eine immunstimulierende, antivirale und antitumorale Wirkung. Man bezeichnet sie auch als Gewebshormone, die in menschlichen Zellen (Leukozyten – weiße Blutkörperchen) gebildet werden.

Bei Vitamin E entdeckten die Forscher, dass es der Körper benötigt, um ein wichtiges Immunprotein zu produzieren, das Interleukin-2, das für die natürliche Virenabwehr im Körper wichtig ist. Interleukine (IL) sind eine Gruppe von Botenstoffen (Zytokine), die von körpereigenen Abwehrzellen (Leukozyten und Makrophagen) abgesondert werden (sezerniert werden) und die das Immunsystem regulieren (siehe Mikroimmuntherapie, Seite 75).

Es gibt mehrere verschiedene Interleukine, sie haben auch unterschiedliche Wirkungen. Dazu zählen zum Beispiel das IL-1, es wird von Makrophagen (Fresszellen) abgesondert und bewirkt eine akute Entzündungsreaktion (die Entzündung ist für den Körper eine Selbsthilfemethode), oder IL-2, das von T-Helfer-Zellen sezerniert wird und das Wachstum von weiteren T-Helfer-Zellen und zytotoxischen T-Zellen stimuliert.

ZINK

Zink stabilisiert die Zellmembran, bildet eine aktive Barriere gegen eindringende Keime und unterbindet die Vermehrung (Replikation) von Erkältungsviren, indem es die Anheftung der Viren an die Epithelzellen der Schleimhaut verhindert. Zink ist für die humorale und zelluläre Abwehr unentbehrlich. Ionisiertes Zink, Zinksulfat (in Virudermin®) hemmt in der Zellkultur irreversibel und virusspezifisch die Vermehrung von Herpes-

Viren. Zellen, die nicht mit Herpes-Viren infiziert sind, werden nicht beeinflusst.

Beachten Sie, dass Zink nicht gleich Zink ist, denn es gibt Unterschiede, was die Verwertung im Körper betrifft und das hängt mit der Bioverfügbarkeit zusammen. So ist Zink aus Lebensmitteln tierischer Herkunft besser verfügbar als Zink aus pflanzlicher Nahrung. Einige pflanzliche Nahrungsmittel liefern zwar große Mengen an Zink (etwa Hülsenfrüchte, Nüsse, Getreide), doch wegen der enthaltenen Phytinsäure wird weniger aus diesen Nahrungsmitteln im Darm aufgenommen. Die Phytinsäure hemmt die Zinkaufnahme.

Präparate: Zinkpicolinat (Repavital); Zinkorot 25 (Wörwag, Apotheke). Einnahme über diese Präparate oder über die Nahrung – eine therapeutische Dosis ist damit aber schlecht zu erreichen. Für die äußerliche Anwendung ist es wichtig, Zink möglichst früh aufzutragen.

ZINKREICHE LEBENSMITTEL

(sortiert nach der Menge an enthaltenem Zink)

- Austern (gegart) und Garnelen
- Weizenkleie
- Kalbsleber
- Kürbiskerne
- Schweineleber
- Leinsamen
- Rindfleisch, gagart
- Edamer
- Roggen und Weizen
- Gouda

SEKUNDÄRE PFLANZENSTOFFE

Sekundäre Pflanzenstoffe sind Stoffe, die in Pflanzen als Farbstoffe, Gerbstoffe oder Geschmacksstoffe vorkommen. Im Gegensatz zu den primären Pflanzenstoffen wie Eiweiße, Fette und Kohlenhydrate sind sie für die Pflanze nicht lebenswichtig. Dennoch haben sie wichtige Aufgaben zu erfüllen, zum Beispiel als Farbstoffe Insekten zum Bestäuben anzulocken oder als Geschmacks- und Geruchsstoffe schädigende Insekten abzuweisen. Es gibt über 100 000 sekundäre Pflanzenstoffe, sie lassen sich in Klassen einteilen. Heute weiß man, dass verschiedene sekundäre Pflanzenstoffe dem Körper gegen Viren helfen. Das sind zum Beispiel Polyphenole, Carotinoide, Sulfurophan, Quercetin (siehe Seite 98) und Resveratrol.

FLAVONOIDE

Die Flavonoide zählen zu den sekundären Pflanzenstoffen. Es handelt sich um phenolische Verbindungen (siehe Polyphenole, Seite 105). Sie sind im Pflanzenreich weit verbreitet und besitzen ein großes Wirkspektrum. Sie wirken krebshemmend (antikanzerogen), entzündungshemmend, keimhemmend, abschwellend und immunmodulierend (das Immunsystem stimulierend). Neben diesen Wirkungen weisen Flavonoide auch antioxidative Eigenschaften auf und sollen den Vitaminen überlegen sein.

POLYPHENOLE GEGEN VIREN WIRKSAM

Unter dem Begriff »Polyphenole« werden Substanzen zusammengefasst, die auf der Struktur des Phenols basieren. Polyphenole kommen in allen Pflanzen vor. Aber nur eine kleine Anzahl von Polyphenolverbindungen wie das Flavonoid Quercetin ist weit verbreitet. Auch Inhaltsstoffe von Gewürzen wie Curcumin in Kurkuma oder Capsaicin (Chili) zählen zu den Polyphenolen. Polyphenole werden auch aus der Rinde von Pinien und aus Lärchenholz für die medizinische Verwendung gewonnen.

Wirkweise der Polyphenole

Betrachtet man die bisher bestätigten Eigenschaften von Polyphenolen (erstmals 1975 von V. I. Litvinenko u. a. in »Planta medica« Nr. 27/1975 beschrieben), können folgende Aussagen getroffen werden – die Aussage »wirkt antiviral« ist für mich nicht befriedigend, wird aber oft verwendet:

- Sie stimulieren die Natürlichen Killerzellen.
- Sie wirken entzündungshemmend.
- Sie verhindern den Befall der Wirtszelle mit Viren und verhindern das Andocken des Virus an die Zelle und besetzen Virusrezeptoren an der Zellmembran.
- Sie verhindern die Freisetzung/Produktion von Viren in der Zelle.
- Sie verhindern die Abgabe der Virus-RNA an die Zelle.

Polyphenole sind nicht nur in vielen Obst- und Gemüsesorten enthalten, wie in Apfelbeeren, Walnüssen oder Weintrauben, sondern auch in Ginkgo-Blättern und Schokolade (vor allem dunkle) sowie im Grünen und Schwarzen Tee. In vielen Studien wurden positive Wirkungen für die Gesundheit, zum Beispiel eine »antivirale« Eigenschaft, nachgewiesen. Aber auch ent-

zündungshemmende und krebsvorbeugende Wirkungen wurden festgestellt. Unter anderem wurde nachgewiesen, dass Polyphenole aus dem Granatapfel das Wachstum bestimmter Krebszellen im Darm oder in der Prostata hemmen.
In den vergangenen 20 Jahren haben Studien belegt, dass Grüner Tee das Immunsystem stimuliert und über ein antivirales Potenzial verfügt. Bei verschiedenen Viren wie HIV und Herpes-simplex-Virus kommt es zu einer sogenannten Downregulation des TNF-alpha-freisetzenden Gens – und es werden zelluläre Polymerasen und zur Replikation (Kopierung) benötigte Enzyme gehemmt. Versuche an Tieren zeigten außerdem, dass Grüntee die Adsorption (Anhaften an die Zellmembran) von Influenza-Viren an die Zellen blockieren kann.
Aufgrund dieser Eigenschaft sprechen einige Experten bereits von einer neuen Klasse von HIV-Hemmstoffen. Schwarzer Tee wurde in den Untersuchungsreihen nicht so intensiv wie Grüntee beforscht – vergleichende Studien zeigen aber ein ähnliches Wirkspektrum. Die antiviralen Eigenschaften von Schwarzem Tee sind noch nicht ausreichend untersucht. Sicher ist aber, dass beide Teesorten den Blutzuckerspiegel etwa gleich stark erniedrigen. Und Grüner Tee senkt deutlicher die Konzentration der Triglyzeride im Blut. Der afrikanische Rooibos-Tee (Rotbusch-Tee), der keine Theaflavine wie im Schwarzen und Grünen Tee enthält, ist ähnlich wirksam, weil er einen hohen Gehalt an Polyphenolen aufweist.
Laut Bundeszentrum für Ernährung (BzfE – das Kompetenz- und Kommunikationszentrum für Ernährungsfragen in Deutschland) haben Polyphenole Eigenschaften, die der Entstehung von Tumoren entgegenwirken können – außerdem können sie den Blutdruck regulieren und gegen Arteriosklerose wirksam sein. Die Stiftung Warentest bestätigte, dass Polyphenole antioxidativ wirken, also Zellen vor freien Radikalen schützen. Außerdem sollen sie das Risiko für Herzinfarkte senken.

Viele Forschungsergebnisse stammen aus dem Labor

Leider wurden die meisten Studien über Polyphenole im Reagenzglas unter Laborbedingungen durchgeführt, einige Studien konnten aber die Ergebnisse durch Tierversuche bestätigen. Aber wie Polyphenole exakt beim Menschen wirken, können die Wissenschaftler teilweise nur vermuten – aber auch dazu gibt es weltweit ganz unterschiedliche Aussagen. Das Europäische Informationszentrum für Lebensmittel (European Food Information Council, EUFIC), eine gemeinnützige Organisation mit Sitz in Brüssel, schrieb im Juni 2015, dass sie annehme, dass bestimmte Bestandteile pflanzlicher Lebensmittel, darunter auch Polyphenole, eine schützende Wirkung vor Tumoren haben. Da Polyphenole jedoch kein absolut notwendiger Bestandteil unserer Ernährung sind und ihr gesundheitlicher Nutzen noch diskutiert wird, gibt es derzeit keine offiziellen Einnahmeempfehlungen. Ebenso weisen sie daraufhin, dass sich Polyphenole im Körper verändern. Die Stoffe werden vom Körper abgebaut und sind dann nicht mehr in der gleichen Konzentration vorhanden wie im Reagenzglas. Die Wissenschaftler arbeiteten mit hochkonzentrierten Stoffen, die mit der üblichen Menge an Polyphenolen in Obst und Gemüse nicht zu vergleichen sind.

Da die gesundheitsfördernde Wirkung von Polyphenolen in Lebensmitteln nicht eindeutig nachweisbar ist, hat die Europäische Behörde für Lebensmittelsicherheit (European Food Safety Authority, EFSA) bisher keine Werbung damit erlaubt. Es gibt aber eine Ausnahme, und zwar für Olivenöl (es muss mindestens fünf Milligramm des Polyphenols Hydroxytyrosol pro 20 Gramm Olivenöl enthalten). Dann ist die Behauptung zugelassen, dass »Olivenöl zum Schutz der Blutfette vor oxidativem Stress beiträgt«. Interessant ist, dass 2009 eine virushemmende Wirkung von Hydroxytyrosol entdeckt wurde (Antiviral Research, Volume 83, Issue 1, July 2009, Pages 35–44; siehe auch Seite 49).

Resveratrol und Sulfurophan

Auch noch andere Inhaltsstoffe von Nahrungsmittel haben einen virenhemmenden Effekt, so zum Beispiel Resveratrol, ein Polyphenol, das in Weintrauben (vorwiegend rote), Wein, Pflaumen, Himbeeren, Maulbeeren, Erdnüssen und im japanischen Staudenknöterich vorkommt. Resveratrol ist in vielen Nahrungsergänzungsmitteln enthalten (z. B. OxiCare, Anusan; Resveratrol Komplex, Orthotherapia). In Versuchen mit Zellen, die vom Epstein-Barr-Virus infiziert waren, wurde durch Resveratrol die Virenvermehrung gestoppt und das Virus zerstört.
Ein anderer sekundärer Pflanzenstoff ist das Sulfurophan, es kommt als Senfölglykosid-Glucoraphanin in Kreuzblütengewächsen wie Brokkoli und Kohl vor. In Versuchen konnte gezeigt werden, dass dadurch die Aktivierung des Epstein-Barr-Virus gehemmt wurde und damit befallene Zellen von der Abwehr zerstört wurden.

Megadosen von Polyphenolen im Olivenölwasser

Mehr durch Zufall habe ich in der italienischen Toskana die Fattoria La Vialla entdeckt, einen kleinen Bauernhof, wo Öl und Wein hergestellt wird. Die Besitzer haben festgestellt, dass das Oliven-Vegetationswasser, das bei der Extraktion der Oliven in Zentrifugen als »Abwasser« übrig bleibt, noch mehr Polyphenole (Hydroxytyrosol und andere) enthält als das Olivenöl selbst, nämlich etwa 20-mal so viel. 25 Milliliter Olivenölwasser erreicht 236,13 mg Gesamtpolyphenole (ein Liter: 9445 mg!), das ist eine stolze Zahl! Das Vegetationswasser hat eine lange Geschichte und ist eng verbunden mit Großmutter Caterina, die 98 Jahre alt wurde (1902–2000). Sie hatte in der Zeit des Olivenpressens die Angewohnheit, zweimal täglich ein halbes Glas »Aqua morea« (dunkles Wasser), wie das Oliven-Vegetationswasser in Italien heißt, zu trinken.

Mit dem Ziel, die im Vegetationswasser enthaltenen und kostbaren Substanzen nutzbar zu machen, wurde 2010 ein Projekt mit dem Namen »Oliphenolia« ins Leben gerufen. Die jahrelangen von der Fattoria La Vialla und der Stiftung Fondazione Famiglia Lo Franco vorangetriebene Forschung hat jetzt Erfolg gezeigt: Universitäten, Kliniken und Forschungseinrichtungen sind an die Fattoria herangetreten, um zu erforschen, welche weiteren Wirkungen neben den antioxidativen Eigenschaften entdeckt werden. Vielleicht kann die Forschung mit noch größerer Sicherheit und in weiteren Fällen die antivirale Wirkung des Oliven-Vegetationswassers bestätigen und Lebensmittel mit hohem Polyphenolgehalt werden offiziell als Antiviren-Mittel oder Antiviren-Nahrung anerkannt.
Präparate: Oliphenolia, www.oliphenolia.it.

SAPONINE – LAKRITZE GEGEN VIREN

Saponine, auch als »Seifenstoffe« bezeichnet, sind pflanzliche Glykoside, die zusammen mit Wasser einen Schaum ergeben. Saponindrogen wie das Seifenkraut werden als schleimlösende Mittel bei festsitzendem Husten eingesetzt, da sie den Schleim verflüssigen. Drogen mit hohem Saponingehalt wie das Seifenkraut wirken antibiotisch und entzündungshemmend. Besonders reichlich sind Saponine (das Saponin Glycyrrhizin) in Süßholz (= Lakritze) enthalten (bis zu 2000 mg auf 100 g). Glycyrrhizin wirkt antibiotisch, antiviral und antientzündlich. Der Körper bildet aus Glycyrrhizin die Glycyrrhizinsäure, diese wirkt ebenfalls antientzündlich und hat antivirale Eigenschaften und bietet einen Schutz vor dem Herpes-simplex-Virus. Studien haben gezeigt, dass Glycyrrhizinsäure die Vervielfältigung von Herpes-Viren hemmen kann (Lin JC, Mechanismn of action of glycyrrhizic acid in inhibition of Epstein-Barr virus replication in vitro, Antiviral Research, 59 (1): 41–7 ° July 2003).

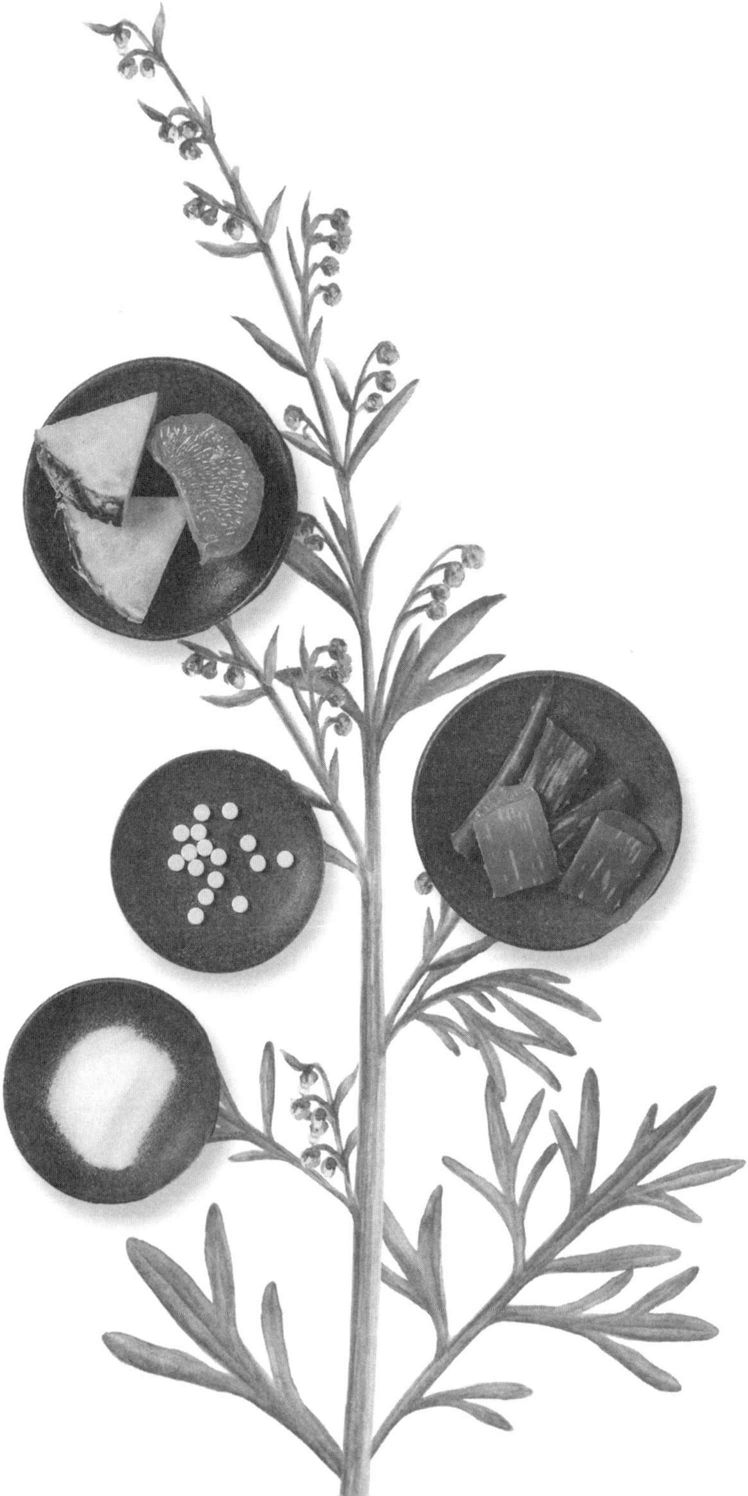

Virusbedingte Beschwerden behandeln

In diesem Kapitel erfahren Sie, welche Beschwerden im Buch behandelt werden, welche Symptome auftreten können und wie Sie die im zweiten Kapitel vorgestellten naturheilkundlichen Methoden anwenden.

TYPISCHE UND UNTYPISCHE BESCHWERDEN BEI VIRUSERKRANKUNGEN

Jede Virusinfektion wird von typischen Symptomen begleitet. Bei chronischen Virusinfektionen können sich andere Beschwerden dazu gesellen, bei denen man nicht unbedingt auf Virenbeteiligung schließt. Zum Beispiel zeigen immer wieder auftretende Erkältungskrankheiten, dass das Immunsystem stark geschwächt ist. Darüber hinaus können aber auch eine hartnäckige Akne, Müdigkeit, eine Darmpilzerkrankung, Hautausschläge, Allergien und Stimmungsschwankungen auf eine virale Ursache hindeuten.

ABGESCHLAGENHEIT, MÜDIGKEIT, CHRONISCHES MÜDIGKEITSSYNDROM (CMS)

Allgemeines/Symptome: Ermüdung und Erschöpfung sind Symptome, die vielfältige Ursachen haben können (Stress, Nebennierenschwäche, Schlafstörungen, Vitalstoffmangel). Häufig treten sie jedoch in Verbindung mit einer Infektion mit dem Zytomegalievirus/Cytomegalievirus (CMV) auf oder auch nach einer Virusgrippe. Die Infektion verläuft in der Regel symptomlos, eventuell zeigen sich Abgeschlagenheit, Fieber, Lymphknotenschwellungen. Bei immungeschwächten Menschen sind Entzündungen von Netzhaut, Dickdarm, Leber, Gehirn und Lunge möglich. Bei Schwangeren können Missbildungen des Kindes oder Totgeburten vorkommen.

Das echte Chronic Fatigue-Syndrom (CFS) oder Chronische Müdigkeitssyndrom (CMS) ist eine chronische Erkrankung, die sich durch lähmende körperliche und geistige Erschöpfung auszeichnet. Weitere Symptome können Gelenk-, Hals- und Muskelschmerzen, Infektanfälligkeit, Kopfschmerzen, Schlaf- und Gedächtnisstörungen sowie Depressionen sein. Die Ursachen für das Chronische Müdigkeitssyndrom sind nicht eindeutig geklärt. Vermutet werden als Auslöser Viren (Epstein-Barr-Virus, Rota-Viren, Hepatitis-Viren), ebenso aber auch psychogene Störungen, Veränderungen im Zentralnervensystem, Umweltgifte sowie Vitamin- und Mineralstoffstörungen.

Behandlung: Bei Erschöpfung generell: FatigueCare Pulver (Anusan) oder Optimized CellCare (Anusan). Bei nachgewiesener EBV-Infektion: zunächst 2L®EID über 4–8 Wochen, dann 2L®EBV über 2–3 Monate. Viruplexan Nr. 1 und Nr. 2 im täglichen Wechsel über acht Wochen. Rechtsregulat® Bio: morgens und abends 10 ml (Reformhaus). Bei CMV-Infektion: Mikroimmuntherapie: 2L®CMV (z. B. Klösterl-Apotheke, München, oder jede andere Apotheke) oder/und die Sanum-Präparate Quentakehl® D5 Tropfen (für Jugendliche ab 12 Jahren und Erwachsene: 2-mal 5 Tropfen vor dem Essen) und Pinikehl® D5 Tropfen (1- bis 2-mal 5 Tropfen zwischen den Mahlzeiten). Sanukehl® Pseu D6 (Dosierung wie oben). *Artemisa annua*: bei akuten Beschwerden 5 g getrocknete und pulverisierte Blätter (ca. vier schwach gehäufte Teelöffel) pro Tag: Pulver oder getrocknete Teeblätter mit einem Liter kochendem Wasser übergießen, 15 Minuten ziehen lassen und über den Tag verteilt trinken. Bei chronischen Beschwerden 1,25 g (ein schwach gehäufter Teelöffel) getrockneten Tee/pulverisierte Blätter mit 200 ml kochendem Wasser vor dem Frühstück übergießen, ziehen lassen und nach dem Frühstück trinken. Das Pulver kann auch mit Honig oder Joghurt vermengt werden und zum Frühstück eingenommen werden. In der Praxis oder daheim: Sauerstoff-Mehrschritt-Therapie (Seite 85).

Sonstiges: Das Zytomegalievirus bleibt wie die anderen Herpes-Viren lebenslang im Körper. Es befindet sich in der Blutbahn, den Speicheldrüsen und der Niere. Dort bilden sich die Viren laufend neu – deshalb können ständig Viren im Blut, Speichel oder Urin gefunden werden. Das Virus wurde erstmals Anfang des 20. Jahrhunderts in Totgeburten und im Urin von Kindern entdeckt. Im Mikroskop zeigten sich stark vergrößerte Zellen (Zytomegalie leitet sich von griechisch »cyto-« = Zelle und »megaleios« = groß ab). Ab den 1980er-Jahren war es erst möglich, eine schnelle CMV-Diagnose bei Patienten zu stellen. Das CM-Virus ist das größte bisher bekannte humane Virus. Es ist in der Bevölkerung weit verbreitet und etwa 60 Prozent der Erwachsenen in den Industrieländern und bis zu 100 Prozent der Erwachsenen in Entwicklungsländern sind serologisch positiv.

AKNE, HAUTBESCHWERDEN

Allgemeines/Symptome: Hautbeschwerden wie Ausschläge oder Pusteln können Begleiterscheinung von viralen Infektionen sein oder durch sie in der Folge ausgelöst werden. Dr. Dr. Helmut Schimmel (Seite 35, 69) hat festgestellt, dass fast alle Viruserkrankungen mit unreiner Haut, Aknepusteln oder mit Ekzemen einhergehen, besonders aber chronische Herpes-Virus-Infektionen und eine Epstein-Barr-Infektion. Aknepusteln, Pickel, Mitesser, entzündliche Rötungen mit Juckreiz und Brennen treten ansonsten vorwiegend in der Pubertät an Stirn, Brust, Nacken und Rücken auf. Häufig sind hierfür hormonelle Gründe die Ursache (zu wenig Estradiol, zu viel Testosteron).
Behandlung: Mikroimmuntherapie: 1. Monat 2L®EID, morgens 1 Kapsel öffnen und die Globuli unter der Zunge zergehen lassen; danach über 2 Monate 2 Packungen 2 L®INFLAM, gleiche Dosierung. Zusätzlich Viruplexan Nr. 1 und Nr. 2 im täglichen Wechsel, je 3-mal 15–20 Tropfen über 8 Wochen. Zu-

sätzlich eine Tablette Zink (Zinkpicolinat, Repavital) vor dem Schlafengehen, alternativ Derma Pur Kapseln (Anusan). Äußerlich zum Betupfen der Haut: Rizinus-Olivenöl-Komplex-Alpha (Klösterl-Apotheke, Adresse, siehe Seite 140).

ALLERGIEN (ASTHMA, NEURODERMITIS U. A.)

Allgemeines/Symptome: Allergien hängen oft mit einem gestörten Abwehrsystem zusammen. Allerdings ist es hier nicht geschwächt, sondern es reagiert auf eigentlich harmlose Stoffe wie Blütenpollen mit einer übermäßigen Abwehrhandlung. Bei einer Nahrungsmittelunverträglichkeit richten sich die Unverträglichkeitsreaktionen gegen Bestandteile der Nahrung.
Chronische Virusbelastungen und -infektionen können die Ursache für eine Schwächung der Abwehr sein, die Allergie ist die Folge. Allergische Erscheinungen können Heuschnupfen, die allergische Rhinitis auf Stoffe aus der Umwelt, das allergische Asthma und Neurodermitis (allergische Hauterkrankung) sein. Noch sind längst nicht alle Zusammenhänge geklärt, aber die Stimmen mehren sich, dass latente Virusinfektionen Neurodermitis und Asthma auslösen. Festgestellt wurde, dass eine Epstein-Barr-Infektion, die zwischen dem zweiten und fünften Lebensjahr stattfand, das Risiko für derartige Allergien erhöht.
Behandlung: Eine Serie (je 100 ml) Viruplexan Nr. 1 und Viruplexan Nr. 2 (siehe Seite 70). Gleichzeitig Mikroimmuntherapie: je zwei Packungen von 2L®EID und von 2L®ALERG (eine Kapsel täglich in der nummerierten Reihenfolge). Bei Hautbeschwerden: Derma Pur Kapseln (Anusan). Äußerlich: Rizinus-Olivenöl-Komplex-Alpha (Klösterl-Apotheke, Seite 140). Für das Immunsystem: Beta-d-Immun (Repavital).
Sonstiges: Dr. Dr. med. dent. Helmut Schimmel (Seite 35, 69) hat festgestellt, dass sich fast alle Allergien bessern, wenn eine erfolgreiche Virenbehandlung durchgeführt wurde. Auch

Dr. med. Gerhard Rummel, Leiter und Gründer der Gesellschaft für Medizinische Bioresonanz (Adressen, Seite 140) hat festgestellt, dass den meisten Allergien eine chronische Virenbelastung zugrunde liegt. Oft gibt es einen Zusammenhang mit EBV-Infektionen. In der Praxis habe ich mit dem Konzept nach Dr. Rummel sehr gute Erfahrungen bei hartnäckigen Allergien gesammelt. Dr. Rummel entwickelte in den letzten 15 Jahren als praktizierender Arzt ein Therapieverfahren mit einer Heil-Erfolgsquote von nahezu 95 Prozent. Als erster Schritt wird dem Patienten Blut abgenommen und es werden Immunglobuline (IgG-Antikörper) von Herpes-simplex-Virus-1, Herpes-simplex-Virus-2, Zytomegalievirus, Varizellen, Epstein-Barr-Virus, Röteln, Masern, Parvo-Viren u. a. bestimmt. Die stärksten Belastungen (die höchsten Werte) sind für die Therapie wichtig und werden mit dem Bioresonanzgerät auf den Patienten übertragen.

ASTHMA – SIEHE AUCH ALLERGIEN, SEITE 115

Allgemeines/Symptome: Das Bronchialasthma ist eine chronische Erkrankung der Atemwege infolge einer Überempfindlichkeit und Entzündung. Es kommt zu Atemnot und Kurzatmigkeit. Ursachen sind vorausgegangene Entzündungen der Bronchien, allergische Reaktionen (Pollen, Hausstaub) oder psychische Störungen wie Ängste. Das Problem beim Asthma ist nicht die mangelhafte Einatmung, sondern die reduzierte Ausatmung infolge einer Verkrampfung der Bronchien. Nach EBV-Infektionen kommt es oft bei den Betroffenen zu Asthma oder Allergien. Prof. Enderlein (siehe Seite 59) hat das Asthma der Aspergillus-Zyklode zugeordnet.
Behandlung: Colostrum-Serum. Viruplexan Nr. 1 und Nr. 2 im täglichen Wechsel, Dosierung, Seite 70). In der Praxis: Bioresonanztherapie (siehe oben).

BINDEHAUTENTZÜNDUNG

Allgemeines/Symptome: Verschiedene Ursachen können zur Entzündung der Augenbindehaut führen: mechanische (Fremdkörper, Verletzung), chemische (Säuren, Laugen, chemische Substanzen) und bakterielle/virale (Entzündung durch Krankheitserreger) Einflüsse. Bei einer Bindehautentzündung sind die Augen gerötet, sie schmerzen, tränen und verkleben. Adeno-Viren und das Varicella-Zoster-Virus können eine Infektion mit Entzündung auslösen. Wichtig ist, immer einen Arzt aufzusuchen! Beachten Sie, dass eine virale Bindehautentzündung hochansteckend ist! Als Infizierter sollten Sie nicht am Auge reiben, stets die Hände waschen und die Berührung mit anderen Menschen vermeiden (das Sekret ist infektiös).
Behandlung – stets unterstützend zur augenärztlichen Therapie: Viruplexan Nr. 1 und Nr. 2 für zwei Wochen im halbtäglichen Wechsel, je 2-mal 20 Tropfen. Enzym akut (Repavital) oder Innovazym® Pur (Innova Vital, Apotheke) oder Pro Enzym (Life Light, Adressen Seite 140), Einnahme jeweils nach Packungsanleitung.

DEPRESSIONEN, STIMMUNGSSCHWANKUNGEN

Allgemeines/Symptome: Depression ist ein vielfältig verwendeter Begriff für seelische Beschwerden unterschiedlicher Ursache und mit zahlreichen, auch körperlichen Symptomen (zum Beispiel Traurigkeit, Niedergeschlagenheit, Antriebsarmut, Verlangsamung, Schlafstörungen). Depressionen werden in verschiedene Formen unterteilt wie die primäre Depression ohne weitere Krankheiten und die sekundäre Depression als Reaktion auf schwere körperliche oder seelische Krankheiten. Dr. Dr. Helmut Schimmel hat festgestellt, dass Depressionen häu-

fig bei viralen Infekten auftreten und dass depressive Phasen bei der Epstein-Barr-Infektion oft beobachtet worden sind. Bei der Behandlung muss einerseits auf die Psyche eingegangen werden und natürlich auf die virale Infektion.
Behandlung: Viruplexan Nr. 1 und Nr. 2 (Dosierung, Seite 70). Neuro Replete (Life Light) und Cefasafra (Cefak, Apotheke); alternativ zu beiden 5-HTP Komplex (Orthotherapia) oder Leci-Care (Anusan).

ERKÄLTUNG, GRIPPALER INFEKT

Siehe Heiserkeit (Seite 124); Pfeiffersches Drüsenfieber (Seite 131) und Schnupfen (Seite 133).

FIEBER

Allgemeines/Symptome: Fieber ist ein Symptom und zeigt an, dass sich der Körper in einem verstärkten Abwehrkampf befindet. Ursache dafür sind in den Körper eingedrungene Erreger wie Bakterien oder Viren oder eine Blutvergiftung. Der Körper erhöht die Temperatur als Schutzmaßnahme, denn so ist die Leistung des Immunsystems intensiver. Steigt das Fieber zu hoch an, tritt indes eine Krise auf, die in jedem Fall ärztlich überwacht und behandelt werden muss. Als normal wird die Körpertemperatur bis 37,5 °C angesehen. Von subfebrilen Temperaturen (übersetzt: unter dem Fieber) spricht man bis 38 °C, von Fieber über 38 °C. Zuverlässig ist die Messung, wenn das Fieber rektal, also im After gemessen wird. Morgens ist die Temperatur am niedrigsten, abends am höchsten. Durch Nahrungsaufnahme, Erregung und körperliche Aktivität kann die Temperatur auch ohne Krankheit bis 38 °C ansteigen. Säuglinge und Kleinkinder weisen eine höhere Körpertemperatur auf als Erwachsene.

Bei der Behandlung des Fiebers muss die Grunderkrankung behandelt werden, also der virale Infekt. Bei EBV-Infektionen finden wir oft ein intermittierendes Fieber. Das bedeutet, es fällt zum Beispiel nachts ab und schießt tagsüber wieder nach oben. Oder es kann wie bei der Masern-Erkrankung erst ein, zwei Tage hoch ansteigen, dann abfallen und dann noch einmal für ein paar Tage ansteigen. Bei CMV-Infektionen können lange Zeit subfebrile Temperaturen auffällig sein.

FIEBER ALS HEILREAKTION

Das Fieber ist eine wichtige Heilreaktion und auch Therapiemöglichkeit. Dr. med. Adolf Keller (siehe Bücher, Seite 138), der die Spanische Grippe 1918/19 miterlebte und 200 Menschen behandelte, ohne selbst zu erkranken, setzte das therapeutische Schwitzen als Therapie ein, um die Körpertemperatur zu erhöhen. Vorbeugend verordnete er Bewegung im Freien bis zum Schwitzen und Atemgymnastik (Tiefatmen nach Prof. Brauchle). Keller war ein entschiedener Impfgegner und machte sich dadurch bei seinen Kollegen nicht beliebt. Mit Fasten, Klistieren und warmen Auflagen konnte er vielen Patienten helfen, nicht nur bei Infektionskrankheiten.

Behandlung: Viruplexan Nr. 1 und Nr. 2 im täglichen oder halbtäglichen Wechsel (Dosierung, Seite 70). Bei sehr hohem Fieber empfehle ich auch kalte Wadenwickel nach Kneipp.
Siehe auch Überwärmungsbad, Seite 86).

GELENKSCHMERZEN

Allgemeines/Symptome: Zwei Erkrankungen der Gelenke zählen zu den häufigsten Beschwerden des Bewegungsapparates: die Gelenkentzündung (Arthritis) und die Gelenkknorpelabnutzung (Arthrose). Bei der ausgeprägten Arthritis ist das Gelenk gerötet, überwärmt, geschwollen und schmerzhaft. Die Beweglichkeit ist eingeschränkt. Entzündungen können die Folge einer Infektionskrankheit sein oder sie sind auf eine Verletzung zurückzuführen. Nach Prof. Dr. Enderlein (siehe Seite 59) werden Gelenkbeschwerden wie Arthritis und Arthrose der Entwicklungsstufe (Zyklode) des Pilzes *Aspergillus niger* zugeordnet. Es ist keinesfalls selten, dass im Rahmen einer Erkältung auch gleichzeitig heftige Gelenk- und Muskelschmerzen auftreten und nach einer durchgemachten Virusgrippe die Gelenke anschwellen. Die Gelenkbeschwerden können monatelang bestehen bleiben und in eine chronische Gelenkentzündung übergehen. Diese sogenannte reaktive Arthritis kann nach einer Infektion eher harmlos verlaufende oder aggressivere Symptome mit Gelenkbeeinträchtigung (Entzündung) verursachen. Bei EBV-Infektionen wurden sehr häufig Gelenkschmerzen beobachtet.

Behandlung: Viruplexan Nr. 1 und Nr. 2 für vier Wochen im täglichen Wechsel, 3-mal 20 Tropfen. Enzym akut (Repavital) oder Innovazym® Pur (Innova Vital, Apotheke) oder Pro Enzym (Life Light, Adressen Seite 140), Einnahme jeweils nach Packungsanleitung. Notakehl® D5 Tropfen, Arthrokelan® »A« D6 (Sanum). Mikroimmuntherapie: 2L®Arth. Bei Arthrose für den Gelenkaufbau: Gelenk kombi (Repavital) oder Arthro (Anusan) für 3 Monate. Bei Gelenk- und Muskelschmerzen: Algosal (Repavital). Rizinus-Olivenöl-Komplex Zeta (Klösterl-Apotheke), beginnen Sie mit 3-mal 1 Tropfen auf ein Glas Wasser, täglich um einen Tropfen steigern bis auf 3-mal 10 Tropfen, bei Unverträglichkeitsreaktionen wieder weniger einnehmen. Zeolith: Montilo HE plus Bambusextrakt, morgens und abends vor dem

Schlafengehen 3 g auf ein Glas Wasser (Heck Biopharma, Adresse, Seite 140). Bitte Abstand zu anderen Medikamenten!
Sonstiges: TDP-Lampe (chinesische Heillampe) in der Praxis oder zu Hause.

GLIEDERSCHMERZEN

Siehe Virusgrippe, Seite 133

GÜRTELROSE

Allgemeines/Symptome: Das Varicella-Zoster-Virus ist der Verursacher der schmerzhaften Gürtelrose. Es handelt sich um eine Zweitinfektion, denn nach einer Windpocken-Erkrankung verbleiben die Erreger (= Varizellen) im Körper und ruhen wie beim Lippenherpes in Nervenknoten. Bei einer geschwächten Abwehr infolge einer anderen Belastung (schwere Krankheit, Stress, Alter) kann das Virus reaktiviert werden und die Gürtelrose auslösen. Es kommt zu starken Schmerzen im Verlauf der von der Wirbelsäule ausgehenden und ringförmig um den Körper sich ausdehnenden Nervenstränge. Dann treten typische Bläschen auf, die unter Krustenbildung und mit heftigem Juckreiz abheilen. Auch grippeähnliche Symptome sind anfangs möglich. Die Übertragung erfolgt durch Tröpfen- und Schmierinfektion. Eintrittspforten können Rachen, Nase oder die Augenbindehäute sein.
Behandlung: Mikroimmuntherapie (siehe Seite 75): 2L®Zona, 4-mal 1 Kapsel pro Tag. Enzym akut, 4-mal 1 Tablette und äußerlich Innova® Spray Immun. Vitamin-B_{12}-Injektionen (Arzt/Heilpraktiker) oder alternativ zur Injektion Wobe Mugos (3-mal 4 Dragees für 10–14 Tage, 30 Minuten vor dem Essen oder 90 Minuten nach dem Essen. Anaesthesulf-Lotio, maximal eine Woche, äußerlich.

KÖNNEN VIREN HASHIMOTO-KRANKHEIT, FIBROMYALGIE UND MULTIPLE SKLEROSE AUSLÖSEN?

In den vergangenen Jahrzehnten haben Schilddrüsenerkrankungen wie die Autoimmunerkrankung ***Hashimoto-Krankheit*** *(Schilddrüsenentzündung) zugenommen. Man vermutet als Ursache hormonelle Störungen (Einnahme der »Pille«, Hormone im Trinkwasser), Stress (Belastung der Nebennieren) und Röntgenbestrahlungen. Die Symptome variieren, je nachdem in welchem Stadium man sich befindet (siehe Bücher, Seite 139).*

Die ***Fibromyalgie*** *wird den Weichteilrheuma-Erkrankungen zugerechnet. Als Auslöser werden Nahrungsmittelunverträglichkeiten, Toxine im Körper, ein geschwächtes Immunsystem und psychische Labilität angenommen. Die Symptome sind Muskelverspannung, Muskelhartspann, Schlafstörungen und chronische Schmerzen (Bindegewebe, Knochen und Muskulatur) mit erhöhter Empfindlichkeit der Muskeln. Verschiedene Punkte am Rücken (sogenannte Triggerpunkte) reagieren schmerzempfindlich und gelten als Charakteristikum für die Erkrankung.*

Bei der ***Multiplen Sklerose (MS)*** *handelt es sich um eine Autoimmunerkrankung des Zentralnervensystems (Hirn und Rückenmark), die in der Folge zur Zerstörung von Markscheiden an Nervenzellen führt. Es kommt meist schubweise zu Lähmungserscheinungen, Gangstörungen, Augenzittern, Blasen- und Mastdarmstörungen sowie Sprach- und Sehstörungen. Die Ursache ist unbekannt.*

In Amerika geht man davon aus, dass alle drei Erkrankungen auf eine ***Reaktivierung von Epstein-Barr-Viren*** *zurückzuführen sind, bei der Multiplen Sklerose auch vom Zytomegalievirus. Bei Patienten mit EBV-Infektionen, die bereits unter dem Chronischen Erschöpfungssyndrom litten, wurde laut einer 2014 in Medical Science Monitor veröffentlichten Studie von Mikirova N. et al. entdeckt, dass sich durch Vitamin C, intravenös verabreicht, die Belastung durch das EBV-Virus minimierte.*

Prof. Gavin Giovannoni, PhD, Leiter der Neurologie an der Barts and The London School of Medicine and Dentistry, war schon 1999 davon überzeugt, dass das Epstein-Barr-Virus die Ursache von MS ist, konnte aber keine Forschungsgelder dafür locker machen. Nach einer Anfang 2018 publizierten Studie über das Vorkommen von EBV im Gewebe von Multiple-Sklerose-Patienten konnten in 90 Prozent der MS-Proben und nur in 24 Prozent der Proben von Patienten ohne MS EBV nachgewiesen werden, allerdings keine anderen Herpes-Viren. Dies lässt den Schluss zu, dass Viren an der MS-Erkrankung eine nicht zu unterschätzende Rolle spielen und dass daher neben der sonstigen Behandlung auch die EBV-Infektion behandelt werden sollte.

Behandlung der Hashimoto-Krankheit: *Bei EBV-Infektion Mikroimmuntherapie mit 2®L EBV für drei Monate (siehe Seite 75); zusätzlich Viruplexan Nr. 1 und Nr. 2 im täglichen oder halbtäglichen Wechsel (Dosierung siehe Seite 70); Selen-Loges (Apotheke); Zeolith mit Bambusextrakt, morgens zum Frühstück und vor dem Schlafengehen 3 g auf ein Glas Wasser über mehrere Monate.*

Behandlung der Fibromyalgie: *Bei Verdacht auf Virusinfektion Viruplexan Nr. 1 und Nr. 2 im täglichen oder halbtäglichen Wechsel (siehe Seite 70); zur Stärkung des Immunsystems morgens nüchtern 10 ml Colostrum Serum (siehe Seite 57) und abends vor dem Schlafengehen 3 Kapseln Beta-D-Immun (Repavital); gegen die Muskelschmerzen Algosal (Repavital).*

Behandlung der Multiplen Sklerose: *Viruplexan Nr. 1 und Nr. 2 (mehrere Monate, im täglichen Wechsel 3-mal 25–30 Tropfen); Mikroimmuntherapie: 2L®SEP (für mehrere Monate); Enzym akut (Repavital, 4-mal 1 Tablette, bei Unverträglichkeit Dosis reduzieren); Reishi-und Agaricus-Tropfen (beide Life Light), jeweils 3-mal 10 Tropfen vor dem Essen; Rizinus-Olivenöl-Komplex Zeta, beginnen mit 3-mal 1 Tropfen auf ein Glas kaltes Wasser, steigern bis zu 3-mal 10 Tropfen – bei Unverträglichkeit Dosis wieder reduzieren.*

HEISERKEIT

Allgemeines/Symptome: Adeno-Viren und Rhinoviren und ebenso Zytomegalieviren können eine Entzündung der Stimmbänder auslösen, was zur Heiserkeit führt.
Behandlung: Bei häufigen Infekten mit Abwehrschwäche: Sauerstoff-Mehrschritt-Therapie (SMT, siehe Seite 85); außerdem eine Kur mit Colostrum Serum (Repavital, Life Light, CPI – siehe Adressen, Seite 140, 141). Gurgeln mit Salbei-Tee oder mit verdünntem Apfelessig (zwei Esslöffel auf ein Glas lauwarmes Wasser). Enzym akut (Repavital) und Innova® Spray Immun (Innova Vital).

HERPESBLÄSCHEN

Siehe Lippenbläschen, Seite 127

HERZ-KREISLAUF-BESCHWERDEN

Allgemeines/Symptome: Herz- und Kreislauferkrankungen wie Herzschwäche, zum Beispiel mit schneller Erschöpfung bei Bewegung, Blutdruckstörungen (zu hoch, zu niedrig) und ein Engegefühl in der Brust (bitte zum Arzt!), können, wenn keine andere Ursache dafür gefunden wird, auf eine EBV-Infektion hindeuten. Bei Herzbeschwerden, die eher unspezifisch oder unklar sind, sollte stets an eine virale Ursache gedacht werden.
Behandlung: Zur Herzstärkung MitoCare (Anusan); Weißdorn (Alpensegen Kräuteressenz, Life Light); Mucokehl® D5 Tropfen (Sanum), morgens 8 Tropfen auf die Zunge geben.

KONZENTRATIONSSTÖRUNGEN, GEDÄCHTNISSCHWÄCHE

Allgemeines/Symptome: Gedächtnis- und Konzentrationsschwäche mit dem Problem, sich Dinge merken zu können oder Wissen abzurufen, kann viele verschiedene Ursachen haben wie Sauerstoffmangel, eine gestörte Gehirndurchblutung oder eine chronische Virusinfektion. Kognitive Störungen wurden häufig bei Epstein-Barr-Infektionen beobachtet.
Störungen des Gedächtnisses mit dem erschwerten Abrufen von Namen oder einem schlechten Erinnerungsvermögen können mit einer Verteilungsstörung von Eisenphosphat, verminderter Ankopplung von Sauerstoffmolekülen an die roten Blutkörperchen oder schlechter Gehirndurchblutung zusammenhängen.
Behandlung: Orthomol Mental (Apotheke) oder Mentalis (Repavital) oder Mental-Kapseln (Repavital); Ginkgo-biloba-Tropfen (Alpensegen, Life Light) und für mehrere Monate Montilo HE Pulver plus Bambusextrakt (Heck Bio-Pharma); Mikroimmuntherapie: 2L®MEM-Senior (bei altersbedingtem Gedächtnisverlust).

KOPFSCHMERZEN

Allgemeines/Symptome: Muskelverspannungen, Allergien und Nahrungsunverträglichkeiten, Wirbelkörperblockaden, Durchblutungsstörungen, hormonelle Störungen, Sauerstoffmangel oder Infektionen und Erkältungskrankheiten sind einige Gründe für das Auftreten von Kopfschmerzen. Sie sind keine eigenständige Erkrankung, sondern Symptom einer anderen Störung. Dr. Dr. Helmut Schimmel hat festgestellt, dass alle viralen Infektionen mit Kopfschmerzen einhergehen. Sie äußern sich meistens anders, intensiver, als Kopfschmerzen zum Beispiel bei einem harmlosen Schnupfen. Oft reagieren sie schlechter auf Schmerz-

mittel wie Aspirin oder Ibuprofen. Bei Epstein-Barr-Infektionen wurde schon vor vielen Jahren der Zusammenhang zu häufigen oder ständigen Kopfschmerzen beschrieben.
Behandlung: Algosal (u. a. aus Weidenrindenextrakt, Repavital); Rephalgin N (homöopathisches Kopfschmerzmittel, von Repha, aus der Apotheke).

LEBERSCHWELLUNG

Allgemeines/Symptome: Unsere Leber spüren wir selten und wenn, dann sind das Warnzeichen, dass sie sich nicht wohlfühlt. Aufgrund von erhöhtem Blutvolumen durch massive Entgiftungsarbeit vergrößert sich die Leber und es können Druckschmerzen auftreten. Eine Fettleber trägt dazu bei, dass sich die Leber vergrößert. Die Fettleber kann durch chronischen Alkoholkonsum, übermäßige Nahrungszufuhr oder eine schlecht eingestellte Zuckerkrankheit (Diabetes) auftreten. Auch beim Pfeifferschen Drüsenfieber kommt es zur geschwollenen Leber. Man spricht dann von einer Hepato-Splenomegalie (Leber- und Milzvergrößerung). Eine schwerwiegende Komplikation können beim Pfeifferschen Drüsenfieber Leberfunktionsstörungen und ein Milzriss aufgrund der starken Schwellung sein. Deshalb ist es wichtig, nicht nur die virale Seite in die Behandlung mit einzubeziehen, sondern auch die Leber zu stärken.
Behandlung: Hepa-Merz® Granulat 6000 mg (Apotheke); Montilo HE Pulver plus Bambusextrakt (Heck Bio-Pharma, Dosierung nach Anleitung); für die Entgiftung: Stoffwechsel (Repavital); Hepa Protect (Life Light).
Sonstiges: Bitterstoffe in der Nahrung wie zum Beispiel in Chicorée, Artischocken und Artischockenextrakt sowie Mariendistel-Tee entlasten die Leber.

LIPPENBLÄSCHEN

Allgemeines/Symptome: Mit dem Herpes-simplex-Virus sind über 90 Prozent der Erwachsenen bei uns infiziert. Die Herpes-Viren »schlafen« in Nervenknoten und verursachen eine Entzündung, wenn sie das körpereigene Immunsystem infolge einer Belastung nicht in Schach halten kann, etwa durch UV-Strahlen (sogenannte »Hitzebläschen«), durch Stress, Infekte mit oder ohne Fieber (»Fieberbläschen«). Herpesbläschen, ausgelöst durch das Herpes-simplex-Virus Typ 1 (HHV-1) kommen auf Haut und Schleimhäuten außerhalb des Genitalbereichs vor, Herpesbläschen, verursacht durch das Herpes-simplex-Virus Typ 2 (HHV-2) befallen die Genitalschleimhäute. In beiden Fällen ist der Bläscheninhalt infektiös und kann zur Ansteckung führen. Nach dem Aufplatzen der Bläschen trocknen diese ein und heilen narbenfrei ab. Dies kann beim Lippenherpes innerhalb von drei bis zehn Tagen der Fall sein – je nachdem, wie früh mit der Behandlung begonnen wird. Herpeserreger haben die Eigenschaft, dass sie sich den Therapien anpassen können. Eine Therapie, die beim ersten Mal prompt gewirkt hat, kann beim nächsten Mal weniger erfolgreich sein. Es ist deshalb gut, die Art der eingesetzten Präparate immer wieder zu wechseln.

Behandlung: Sanargo – kolloidales Silber (Apotheke, anzuwenden nach Packungsanleitung, siehe Seite 71). Melissenextrakt (Lomaherpan®-Creme, Apotheke). Virudermin-Creme (Zinksulfat, Apotheke). Birkenrindenextrakt zum Mischen einer Creme etc. (z. B. von www.webshop.kosmetische-rohstoffe.de); Sanct Bernhard Birken-Salbe. Ozonisiertes Oliven-Öl (Seite 81, Pestalozzi-Apotheke, Lörrach). L-Lysin (Orthotherapia oder Life Light). Drachenblut (Sangre de Drago) – mehrmals täglich einen Tropfen auftupfen (Regenbogenkreis GmbH, Lübeck, www.regenbogenkreis.de).

Bei immer wieder auftretenden Infektionen hilft eine Kur über zwei bis drei Monate mit ImmuCist (Anusan) oder Zistrose Alpensegen (Life Light).
Sonstiges: Versuchen Sie Arginin-haltige Nahrung zu reduzieren und Lysin-reiche Lebensmittel verstärkt zu verzehren (Seite 89).

LUNGENKRANKHEIT COVID-19

Symptome: Ähnlich wie bei einem grippalen Infekt Husten, Fieber (nicht immer), Luftnot (Hinweis auf Lungenentzündung), erniedrigte Sauerstoffwerte im Blut (zu messen mit einem Pulsoximeter – damit wird die Sauerstoffsättigung des arteriellen Blutes und die Herzfrequenz gemessen). Die Normwerte der Sauerstoffsättigung liegen im Bereich von 97 bis 100 Prozent. Behandlungsbedürftig sind Werte von 90 Prozent und weniger. Werte unterhalb 85 Prozent werden als kritisch gewertet.
Die gefürchtete Komplikation bei einer Coronavirus-Infektion ist die Lungenfibrose. Anzeichen dafür sind Atemnot, erschwertes Atmen, flache Atmung, Husten, blaue Lippen und Sauerstoffmangel. Zunächst tritt die Atemnot bei Belastung auf, dann folgen der Husten und der Sauerstoffmangel.
Allgemeines: Die Behandlung erfolgt symptomatisch. In Russland und China ist ein Virostatikum (Umifenovir, Handelsname Arbidol®) frei verkäuflich, das in der EU und in den USA nicht zugelassen ist. Es verhindert das Eindringen des Virus in die Wirtszelle und soll gleichzeitig das Immunsytem stimulieren. Der Einsatz von Schmerzmitteln wie Ibuprofen wird kritisch gesehen und kann möglicherweise die Erkrankung verschlimmern. Im März hatte die Weltgesundheitsorganisation (WHO) von der Ibuprofen-Einnahme abgeraten, falls Verdacht auf COVID-19 besteht (merkur.de). Auch Prof. Bernd Salzberger, Infektiologe an der Universitätsklinik Regensburg, empfahl Ibuprofen bei Verdacht auf Corona ausschließlich nach Rücksprache mit

einem Arzt einzunehmen, das berichtete der Bayerische Rundfunk. Zwei Tage später nahm die WHO ihre Warnung bei Verdacht auf eine Infektion mit dem neuen Coronavirus zurück (Quelle: merkur.de). Interessanterweise hatte ein paar Tage vorher die Ärztezeitschrift Lancet geschrieben, dass bei Einnahme von Ibuprofen ein bestimmtes Enzym (ACE2) erhöht ist, was wiederum eine Infektion mit COVID-19 erleichtern könne.

In Israel sehen Experten die Coronavirus-Pandemie gelassener als die Europäer und zitieren aus dem New England Journal of Medicine: Bei der aktuellen Corona-Infektion liegt die Sterblichkeitsrate zwischen 0,5 und 2 Prozent und ist damit signifikant niedriger als bei den SARS-Ausbrüchen 2002 (9,5 Prozent) und 2012 (34 Prozent), die ebenfalls von Coronaviren verursacht worden waren. Die Sterblichkeitsrate der jetzigen Corona-Infektion liegt nahe an der Sterblichkeitsrate eines normalen Grippeausbruchs in den USA. Wörtlich heißt es in Ha'aretz (israelische Tageszeitung, 6. März 2020): »Es gibt keinen Grund, eine virulente Epidemie zu befürchten, die die ganze Welt bedroht und weit verbreitete Krankheiten und Todesfälle verursachen wird. Es ist sehr wahrscheinlich, dass sich die aktuelle Epidemie wie eine uns bekannte Grippe-Epidemie verhält und innerhalb weniger Monate ihren Lauf nimmt, auch wenn die Infektionsrate hoch bleiben kann, da das aktuelle Virus hoch ansteckend ist.«

In Taiwan empfehlen Ärzte ihren Patienten, einen morgendlichen Test zu machen: Können sie tief einatmen und die Luft zehn Sekunden anhalten, ohne zu husten oder ein Spannungsgefühl in der Lunge zu verspüren, ist alles in Ordnung.

Japanische Ärzte empfehlen ihren Patienten, dass sie stets den Mund feucht halten sollen, das heißt alle 15 Minuten einen Schluck Wasser (am besten warmes Wasser oder Cistus-Tee) zu trinken. Dies verhindere, dass die Viren sich in der Mund- und Rachenschleimhaut einnisten können – sie werden in den Magen gespült und dort vernichtet. Generell sieht man im Winter ein erhöhtes Infektionsrisiko (siehe Seite 35).

Vorbeugende Behandlung: Zink: 30 mg täglich; AHCC: 3 Kapseln abends vor dem Schlafengehen; Vitamin C: 1000 bis 2000 mg pro Tag. Viruplexan Nr. 1: 3-mal 15–20 Tropfen. Sauerstoff-Mehrschritt-Therapie: einmal jährlich, bei allen Virusinfekten empfehlenswert.
Lüften Sie Ihre Räume mindestens einmal täglich. Luftreinigungsgeräte sind sehr empfehlenswert (siehe Adressen, Seite 140). Bewegung an der frischen Luft und möglichst einmal täglich zum Schwitzen kommen, bietet ebenso einen Schutz und stärkt das Immunsystem.
Behandlung: Sollten Sie sich mit dem Coronavirus infiziert haben, empfehle ich die folgende unterstützende Behandlung: AHCC: abends 6 Kapseln. Enzyme, z. B. Enzym Akut, 4-mal 1 Tablette. Zink (Zinkorotat oder Zinkpicolinat, Seite 102): täglich 25–60 mg in der ersten Woche, dann auf 25–30 mg reduzieren. Kolloidales Silber: 3-mal zwei Esslöffel. Colostrum Serum: morgens und abends 10 ml. Viruplexan Nr. 1 und Nr. 2: je Mittel im Wechsel 3-mal täglich 20–30 Tropfen. Falls vorhanden, verwenden Sie einen Zapper (siehe Seite 64) einmal täglich oder öfter. Ingwersaft, -tropfen oder -wasser. Tee aus *Artemisia annua* bei den ersten Symptomen (siehe Seite 91).
Die chinesischen homöopathischen Ärzte haben sich mit den Symptomen der Corona-Infektion auseinandergesetzt und nach homöopathischen Mitteln gesucht. Sie kamen zu dem Schluss, dass Eupatorium, Bryonia und Gelsemium, eventuell noch Arsenicum album wegen der begleitenden Angst und Unruhe am besten passen (außer Arsenicum album sind alle Mittel in Viruplexan Nr. 1 enthalten, siehe Seite 70).
Außerdem ist wichtig: Sauerstoff-Therapie (siehe Seite 85).

MÜDIGKEIT, ANHALTENDE

Siehe Abgeschlagenheit, Erschöpfung, Seite 112

PFEIFFERSCHES DRÜSENFIEBER

Allgemeines/Symptome: Auslöser des Pfeifferschen Drüsenfiebers, auch Mononucleosis imperfecta oder infektiöse Mononukleose genannt, ist das Epstein-Barr-Virus (EBV). Die Viren infizieren vor allem die Lymphzellen. Es treten hohes Fieber, Mandelentzündung, Rachenentzündung, Lymphknotenschwellung, Milzschwellung und Schluckstörungen auf. Kinder, die infiziert sind, zeigen selten Symptome. Bei Jugendlichen und Erwachsenen können heftige Symptome auftreten – neben den bereits erwähnten noch grippeähnliche Symptome, Gliederschmerzen, Schwäche, Leberschwellung und Kopfschmerzen. 20 Prozent der Erwachsenen scheiden die Viren mit dem Speichel aus, deshalb wird die Erkrankung häufig durch Küssen übertragen (Kusskrankheit). Der Name Mononukleose kommt daher, weil das Blutbild eine starke Vermehrung weißer Blutkörperchen mit einem großen Zellkern zeigt (Nukleus).
Nach der primären Infektion können beim Patienten verschiedene Symptome bestehen bleiben. Dazu zählen Muskelschmerzen, Erschöpfung (deshalb nannte man in Amerika schon 1985 das Epstein-Barr-Virus K.o.-Virus), ständige Müdigkeit, Kopfschmerzen, Lymphschwellungen, immer wieder auftretendes Fieber, Herz-Kreislauf Beschwerden. Man nimmt heute an, dass das Epstein-Barr-Virus zusammen mit anderen Viren und Bakterien an der Entstehung des chronischen Erschöpfungssyndroms (Chronic Fatigue Syndrom, CFS), beteiligt ist, Seite 113.
Dazu schreibt die Heilpraktikerin Dr. rer. nat. Petra Grüning: »Inzwischen geht man jedoch davon aus, dass auch noch andere Mikroorganismen bei der Krankheitsentstehung eine Rolle spielen, wie verschiedene Enteroviren (Magen-Darm-Viren) und Bakterien aus der Familie der Enterobacteriaceen. In der Krankengeschichte vieler CFS-Patienten beginnen die Symptome der CFS häufig nach einer EBV-Infektion. Daher vermuten einige Forscher, dass CFS durch diese Infektion getriggert

wird. EBV scheint demnach eine wichtige Rolle bei der Krankheitsentstehung von CFS zu spielen, mindestens bei einem Teil der Patienten«.

Dr. Grüning empfiehlt, bei Symptomen wie Konzentrationsstörungen, Kopfschmerzen, Depressionen, Erschöpfung (häufig schon über einen langen Zeitraum – teilweise starke Erschöpfung nach anstrengenden Tätigkeiten), keine Erholung durch Schlaf, erhöhter Temperatur (subfebril), Muskelschmerzen und unklaren Herz-Kreislauf-Erkrankungen an eine EBV-Infektion zu denken. Auch Appetitverlust, ein schwaches Immunsystem mit häufigen grippeähnlichen Infekten, Gelenkschmerzen, hormonelle Störungen, generell Therapieresistenz, immer wieder auftretender Husten (Bronchitis), Leistungsabfall, Ängstlichkeit sowie Stirn- und Kieferhöhlenentzündungen können nach Erfahrung von EBV-Experten auf eine chronische EBV-Infektion hindeuten.

Behandlung: Viruplexan Nr. 1 und Nr. 2 im täglichen Wechsel (Dosierung siehe Seite 70). Maitake-Tropfen, Reishi-Tropfen: 3-mal 10 Tropfen vor den Mahlzeiten über 4–6 Wochen (Life Light). Mikroimmuntherapie: 2L®EBV über 3 Monate, dann 2L®EID über 2 Monate (z. B. Klösterl-Apotheke, siehe Seite 140). Beta-D-Immun (Repavital): 3 Kapseln vor dem Schlafengehen; Colostrum-Serum; Sanum-Therapie: Pinikehl® D5 Tropfen. Für die Lymphorgane: Lymphomyosot (Heel, Apotheke) – um 8, 12 und 16 Uhr 8 Tropfen einnehmen – in Kombination mit Engystol (Heel, Apotheke), 3-mal 1 Tablette im Mund zergehen lassen.

Zusätzlich: Rizinus-Olivenöl-Komplex Zeta (Klösterl-Apotheke), beginnend mit 3-mal 1 Tropfen auf ein Glas kaltes Wasser, steigern bis zu 3-mal 10 Tropfen (bei Unverträglichkeit wieder reduzieren).

SCHNUPFEN (RHINITIS), FLIESS- UND STOCKSCHNUPFEN, ERKÄLTUNG

Allgemeines/Symptome: Bei Fließ-, Stock- und allergischem Schnupfen haben wir eine Entzündung der Nasenschleimhaut vorliegen. Beim Fließschnupfen läuft die Nase, beim Stockschnupfen stockt der Sekretfluss. Durch Anschwellen der Nasenmuscheln und Schleimhäute ist die Nasenatmung erschwert – dies ist entzündungsbedingt. Die Atemluft passiert die Nase nicht mehr ungehindert und wir haben das Gefühl, schlecht Luft zu bekommen. Das Anschwellen ist für den Körper eine Abwehrmaßnahme, denn dadurch gelangen mehr abwehrstarke weiße Blutkörperchen (Phagozyten, Makrophagen) in die Nase. Die meisten Erkältungsbeschwerden werden durch Adeno-Viren ausgelöst. Aber auch Rhinoviren kommen in Frage. Beim allergischen Schnupfen (z. B. Pollenallergie) ist eine Reaktion auf Pollen oder Hausstaub die Ursache. Allergien sind häufig die Folge von chronischen Virusinfektionen (siehe Allergien, Seite 115). Nach Prof. Enderlein (siehe Seite 59) liegt eine Störung in der Penicillinum-Zyklode vor.
Behandlung: Life Seed 800 (Life Light). AHCC (Greenleaves). Tee aus *Artemisia annua* (Seite 91). Beta-D-Immun (vor dem Schlafengehen 3 Kapseln einnehmen). Innova® Spray Immun als Nasenspray verwenden.

VIRUSGRIPPE (INFLUENZA)

Bitte gehen Sie bei Verdacht auf eine Virusgrippe zum Arzt.
Allgemeines: Die Virusgrippe (Influenza) ist die echte Grippe, während grippale Infekte häufig fälschlicherweise als Grippe bezeichnet werden. Die Influenza wird meist durch Viren der Gruppe Orthomyxoviridae (und Gattungen Influenzavirus A oder B) ausgelöst. Die Viren kommen weltweit vor und jähr-

lich werden etwa 10 bis 20 Prozent der Weltbevölkerung infiziert. Die Virus-Übertragung erfolgt über die Schleimhaut der Atemwege (Mund, Rachen, Augen) durch Tröpfcheninfektion (siehen Seite 9).

Interessant ist, dass größere infektiöse Tröpfchen auf den Boden sinken und an rauen Oberflächen verkleben. Trocknen diese Tröpfchen bereits in der Luft, können enthaltene Viren über weite Strecken in der Luft schweben und stundenlang infektiös bleiben. In trockener Raumluft, etwa während der Heizperiode, wird die Aerosolbildung begünstigt, deshalb treten virale Infektionen wie die Grippe häufiger im Winter auf. Mit Atemmasken kann man den Tröpfchenausstoß deutlich reduzieren bzw. sich vor einer Infektion schützen. Das Aufstellen von Luftreinigungsgeräten (siehe Seite 140) und häufiges Lüften (das verdünnt die Aerosol-Konzentration) sind weitere Maßnahmen, um das Infektionsrisiko zu verringern. Das Virus ist unempfindlich gegen Austrocknung und bleibt bei niedriger Temperatur und niedriger Luftfeuchtigkeit länger infektiös.

Symptome: Die wichtigsten und typischen Symptome sind plötzlicher und heftiger Krankheitsbeginn mit deutlichem Krankheitsgefühl und Fieber über 40 °C, auch mit Schüttelfrost; außerdem Kopfschmerzen, Gliederschmerzen und trockener Husten. Auch Stockschnupfen, tränende Augen, trockener Rachen, Appetitlosigkeit, Müdigkeit, Übelkeit, Erbrechen und Durchfall sind möglich, jedoch nicht typisch. Die Symptome dauern meistens zwischen einer und zwei Wochen an.

Behandlung (unterstützend zur ärztlichen Behandlung): Influencinum D9 oder D12 (auch vorbeugend). Vorbeugend außerdem: Enzym akut (Repavital) oder Innovazym Pur (Innova Vital) oder Pro Enzym (Life light). Vitamin C: 1000 mg, z. B. zwei Vitamin C Kombi (Repavital), Orthomolekularmediziner empfehlen sogar 5000–6000 mg pro Tag; Zinkpicolinat oder Zinkorot 25–60 mg, im akuten Fall 2–3 Tabletten über den Tag verteilt (maximal drei Tage). Artemisia-Tee (Seite 91). Maitake-

Extrakt (Orthotherapia, Adressen, Seite 141). Life Seed (Life Light). Colostrum-Serum (Repavital oder CPI oder Life Light).
Sonstiges: Um sich wirkungsvoll vor Infektionen zu schützen, ist es wichtig, glatte Oberflächen wie Plastik oder Edelstahl zu desinfizieren. Dort können die Viren ein bis zwei Tage aktiv bleiben und übertragen werden, wenn andere Personen diese Gegenstände berühren und sich dann zum Beispiel am Mund kratzen (Schleimhautkontakt). An infizierten Geldscheinen können sie sogar bis zu zwei Wochen aktiv bleiben. Je höher die Luftfeuchtigkeit, desto kürzer die Zeit, in der sie als Aerosol in der Luft aktiv bleiben (bei 70 Prozent Luftfeuchtigkeit maximal 28 Minuten, bei 20 Prozent Luftfeuchtigkeit über 60 Minuten). Mit einem Enzym-Spray, das Lysozyme enthält, kann man sich vor Virusinfektionen schützen, da sich das Spray wie ein Schutzschild über die Schleimhaut legt (Innovazym® Spray Immun, Apotheke), es sollte alle zwei Stunden gesprüht werden.

WARZEN

Allgemeines/Symptome: Warzen entstehen durch eine Infektion mit dem Humanen Papilloma-Virus (HPV), das in Mikroverletzungen der Haut eindringen kann und/oder von Mensch zu Mensch übertragen wird. Das HPV wird auch für die Entstehung von Gebärmutterhalskrebs verantwortlich gemacht.
Behandlung: Propolis Hornhautpflege und Propolis-Salbe Rapid (beides Edel Naturwaren, Apotheke); oder Innova® Spray Immun (Innova-Vital, Apotheke) – mehrmals täglich aufsprühen; oder Rizinus-Olivenöl-Komplex Zeta (Klösterl-Apotheke) – mehrmals täglich auftragen; oder kolloidales Silber, mehrmals täglich aufsprühen. Zusätzlich bei HPV-Belastung innerlich die Mikroimmuntherapie: 2L®PAPI, eine Kapsel pro Tag über 3–6 Monate.

DARMVIRUS-INFEKTIONEN

Allgemeines/Symptome: *Sowohl bei typischen Darminfekten als auch bei anderen Virusinfektionen (Epstein-Barr-, Cytomegalie-Virus) kann es zu Durchfall kommen und in der Folge zu Störungen des Darm-Mikrobioms. Magen-Darm-Entzündungen von Kindern werden meistens durch Viren hervorgerufen – aber auch bei Erwachsenen ist man sich heute sicher, dass 80 bis 95 Prozent aller Durchfallerkrankungen viral bedingt sind.*

Noro- und Rota-Viren *lösen am häufigsten Magen-Darm-Entzündungen und Durchfallerkrankungen aus, wobei bei Kindern Rota-Viren die häufigsten Verursacher sind und bei Erwachsenen Noro-Viren. Die Inkubationszeit beträgt etwa drei Tage oder kürzer, die Erkrankung dauert 12 bis 72 Stunden. Aber bis zu zwei Wochen können noch Viruspartikel ausgeschieden und andere Menschen infiziert werden. Die Infektion erfolgt über Stuhl von Infizierten. Es genügt, wenn man einen kontaminierten Gegenstand wie eine Türklinke berührt. Auch verunreinigte Lebensmittel oder Wasser sind Übertragungsmöglichkeiten, ebenfalls können diese Viren durch die Luft übertragen werden. Viele Menschen sind infiziert, erkranken aber selbst nicht. Die Noro- und Rota-Viren befallen die Dünndarm-Epithelzellen und verursachen eine Entzündungsreaktion mit heftiger Wasser- und Elektrolyt-Resorptionsstörung. Es kommt in der Folge zu heftigem Durchfall – dies kann aufgrund entstandener Schädigung an den Darmzotten als Spätfolge eine Laktoseintoleranz nach sich ziehen (Dr. Reinhardt Hauss). Noro-Viren lösen heftige Durchfallattacken aus, außerdem Erbrechen, Bauchkrämpfe, Muskelschmerzen, Kopfschmerzen und ein schweres Krankheitsgefühl. Die Gefahr bei älteren Menschen und Kindern sind die erheblichen Elektrolyt- und Wasserverluste.*

Zytomegalie-Infektionen *verlaufen in der Regel symptomlos, eventuell treten Abgeschlagenheit, Fieber und Lymphknotenschwellungen auf – aber auch Durchfall. Bei immungeschwächten Menschen sind Entzündungen von Netzhaut, Dickdarm,*

Leber, Gehirn und Lunge möglich. Bei Schwangeren sind Missbildungen des Kindes oder Totgeburten möglich. Das Zytomegalievirus bleibt wie die anderen Herpes-Viren lebenslang im Körper. Es befindet sich in der Blutbahn, den Speicheldrüsen und der Niere. Dort bilden sich die Viren laufend neu – deshalb können ständig Viren im Blut, Speichel oder Urin gefunden werden. Das Virus wurde erstmals Anfang des 20. Jahrhunderts in Totgeburten und im Urin von Kindern entdeckt. Im Mikroskop zeigten sich stark vergrößerte Zellen – deshalb die Bezeichnung Zytomegalie im Sinne von Riesenzellbildung. Ab den 1980er-Jahren war es erst möglich, eine schnelle CMV-Diagnose beim Patienten zu stellen. Das CMV-Virus ist das größte bisher bekannte humane Virus. Es ist in der Bevölkerung weit verbreitet und etwa 60 Prozent der Erwachsenen in den Industrieländern und bis zu 100 Prozent der Erwachsenen in Entwicklungsländern sind serologisch positiv.

Dr. Dr. Helmut Schimmel (siehe Seite 35, 69) hat festgestellt, dass Viruserkrankungen stets mit einer Störung des Darm-Mikrobioms zusammenhängen. Das bedeutet, dass eine Mikrobiom-Behandlung Bestandteil der Therapie sein muss.

***Behandlung:** Bei Durchfall (viral, bakteriell): Yomogi (Ardeypharm, Apotheke – es reduziert die Virenlast und Neuinfektionen werden verhindert) und Darm 5 (Repavital) und/oder Myrrhinil Intest (Repha, Apotheke). Eventuell kolloidales Silber (Sanargo, AGEV, Apotheke), Mutaflor (Ardeypharm, Apotheke). Für die Behandlung der Grunderkrankung Viruplexan Nr. 1 und Nr. 2 (Dosierung, siehe Seite 70) und Life Seed (Life Light). Colina 3 g-Beutel (Tonerde, Adsorption von Toxinen, Viren und Bakterien im Darm) – oder Montilo HE Pulver (Heck Biopharma).*

***Sonstiges:** Aufgrund des geschwächten Immunsystems und eines desolaten Darm-Mikrobioms kann sich im Lauf der Zeit noch eine Darmpilz-Besiedlung ergeben. Diese kann nur über eine Stuhlprobe in einem Fachlabor diagnostiziert werden und muss mit entsprechenden Präparaten behandelt werden.*

BÜCHER, DIE WEITERHELFEN

Arnoul, Franz:
Der Schlüssel des Lebens.
Edition Asklepios

Beck, Dr. med. dent / Oetinger-Papendorf, Ingeborg:
Durch Entsäuerung zu seelischer und körperlicher Gesundheit.
Gesund und Wissenswert – Heike Oetinger-Arndt
www.gesund-und wissenswert.de

Buhner, Stephan Harrod:
Pflanzliche Virenkiller.
Herba Press

Buslau, Sven-Jörg; Hembd, Corinna:
Natürlich gesund durch die Kraft der Grapefruitkerne.
Heyne Verlag

Buslau, Sven-Jörg; Hembd, Corinna:
Manuka – das uralte Heilöl der Maori.
Heyne Verlag

Carper, Jean:
Wundermedizin Nahrung.
Econ Verlag

Enderlein, Prof. Dr. Günther:
Bakterien-Cyclogenie.
Semmelweis-Institut – Verlag für experimentelle Onkologie GmbH

Füssle, Roswitha, Prof. Dr.:
Infektiologie.
Urban & Fischer

Gartz, Dr. habil. Jochen:
Wasserstoffperoxid H_2O_2.
Das vergessene Heilmittel.
MobiWell Verlag

Hamann, Brigitte:
Heilen mit Gold.
Kopp Verlag

Hecht, Prof. em. Prof. Dr. med. Karl:
Siliziummineralien und Gesundheit: Klinoptilolith-Zeolith.
Spurbuch Verlag

Heepen, Günther H.:
Schüßler-Salze für Kinder – GU Kompass.
GRÄFE UND UNZER VERLAG

Heepen, Günther H.:
Das Heilwissen der Hildegard von Bingen.
GRÄFE UND UNZER VERLAG

Heepen, Günther H.:
Chaos im Darm.
GRÄFE UND UNZER VERLAG

Hirt, Dr. Hans Martin / Bindanda, M'Pia:
Natürliche Medizin in den Tropen.
anamed

Horan, Paula:
Ozon, der unsichtbare Heiler.
Windpferd Verlagsgesellschaft mbH

Keller, Dr. med. Adolf:
Fieberkrankheiten als Heilkrisen.
Lebensweiser Verlag (nur Antiquariat)

Koch, Ulrike:
Impfen.
Natur und Medizin – Fördergemeinschaft der Karl- und Veronica Carstens-Stiftung

Kühni, Werner / von Holst, Walter:
Kolloidales Silber als Medizin.
AT Verlag

Lanka, Dr. Stefan / Widmer, Veronika u. a.:
Alles über die Grippe, die Influenza und die Impfungen.
klein-klein-verlag

Lessing, Dr. med. Waltraud:
Regulate – mehr Energie für die Zellen.
Med in Mind GmbH

Neumayer, Petra:
Natürliche Antibiotika.
Econ & List Taschenbuch Verlag

Pies, Dr. Josef / Reineldt, Uwe:
Kolloidales Silber.
VAK Verlag.

Rummel, Dr. med. Gerhard L.:
Handbuch der Medizinischen Bioresonanz.
Verlag Laub GmbH & Co. KG

Sandler, Dr. med. Benjamin:
Vollwerternährung schützt vor Viruserkrankungen. Das Drama unserer Gesellschaft am Beispiel Kinderlähmung.
emu-Verlags- und Vertriebsgesellschaft Ernährung-Medizin-Umwelt

Simonsohn, Barbara:
Artemisia Annua – Heilpflanze der Götter.
Mankau Verlag

Sircus, Mark:
Natriumbicarbonat.
Goldmann Verlag

Sircus, Mark:
Natriumbicarbonat – Krebstherapie für jedermann.
MobiWell Verlag

Steidl, Dr. Gerhard:
Das Rizol-Buch. Bezug nur per Mail: g.steidl@gmx.de

Steidl, Dr. Gerhard:
Rizol-Publikationen
g.steidl@gmx.de

Ulmer, Günter Albert:
Wirksame Selbsthilfe bei Übersäuerung, Viren, Bakterien und Parasiten.
Ulmer Verlag

Ulmer, Günter Albert:
Die außergewöhnlichen Heilkräfte der Birke.
Ulmer Verlag.

Veit, Floyd:
Blut Elektrifizierung – Dr. Robert Beck und sein Beck Protokoll der Elektromedizin.
Floyd Veit & Verlag EineSonne

Wabner, Prof. Dr. Dr. Dietrich / Teierl, Stefan:
Klinikhandbuch Aromatherapie.
Verlag Systemische Medizin

Widmer, Veronika; Bernhardt, Jürgen:
Impfen – eine Entscheidung, die Eltern treffen.
klein-klein-verlag

Widmer, Veronika / Lanka, Dr. Stefan / Brix, Susanne u. a.:
Der Masern-Betrug.
klein-klein-verlag

William, Anthony:
Selleriesaft.
Arkana Verlag

Yeager, Selene:
Das Ärztebuch der Heilkraft unserer Nahrungsmittel.
Verlagsgruppe Weltbild

ADRESSEN, DIE WEITERHELFEN

Homepage des Autors
www.guenther-heepen.com
Dort können Sie sich über meine Vorträge, Seminare, Diagnose- und Therapieangebote informieren. Mit den in diesem Buch empfohlenen Präparaten und Produkten habe ich in meiner Praxis gute Erfahrungen gemacht, ich möchte aber betonen, dass weder der Verlag noch ich von deren Nennung oder Verkauf profitieren.

Bezugsadressen der empfohlenen Präparate

AGEV Gesundheitsmittel GmbH
Südring 33, 63500 Seligenstadt
www.agev-gesundheitsmittel.de
(Kolloidales Silber)

AMS Advanced Medical Systems GmbH
Hauptstraße 26,
97990 Weikersheim
www.ams-ag.de
(Bioinformative nach Dr. W. Ludwig)

anamed international e. V.
Schafweide 77, 71364 Winnenden
www.anamed.org
(Informationen zu Artemisia)

Anusan Healthcare
Hauptstraße 8, 56281 Dörth

CPI-Colostrum Products International GmbH
Industriestraße 17–19,
84359 Simbach am Inn

Emmi Ultrasonic GmbH
(Air-Ionen Luftreiniger und Emmi-Air z.B. für 3-%ige-Wasserstoffperoxid-Zerstäubung)
Gerauer Straße 34,
64546 Mörfelden-Walldorf
www.emmi-ultrasonic.de/shop

Fattoria La Vialla
Via di Meliciano 26, I – 52029 Castiglion Fibocchi
www.oliphenolia.it
(Polyphenole aus Olivenöl; sie sprechen deutsch)

Greenleaves Vitamins
Pieter Lieftinckweg 31 a, NL-1505 HX Zaandam
www.greenleaves-vitamins.de/AHCC500

Heck Bio-Pharma GmbH
Gerberstraße 15,
73650 Winterbach

Klösterl-Apotheke
Färbergraben 12, 80331 München
www.kloesterl-apotheke.de

Life Light Handels GmbH
Via Sanitas 1, A-5082 Grödig
www.lifelight.com

medi-line Naturprodukte
(Vital-Essig mit Kräutern u. a. Essige)
Kapellenweg 29,
76829 Landau in der Pfalz
www.mediline-rubycube.de

Medizinische Gesellschaft für Bioresonanz
Dr. Gerhard Rummel
Postfach 1120, 76276 Rheinstetten
www.bioresonanzinfo.de

Medizinische Gesellschaft für Mikroimmuntherapie
Operngasse 17–21, A-1040 Wien
www.megemit.org – www.mikroimmuntherapie.com

NU LIFE Enterprise Ltd. & Co. Vertriebs KG
Arnikastr. 2,
D-85635 Höhenkirchen
www.nulife.de
(Dr. Beck-Zapper, Silbergenerator, Ozongenerator)

OrthoTherapia GmbH
Peilsteinerstraße 5–7,
A-5020 Salzburg
www.orthotherapia.net – www.seewald-kraeuter.at

Repavital Pharma B.V.
Docterskampstraat 5,
NL-5222AM s'Hertogenbosch
www.repavital.de

SMT (Sauerstoff-Mehrschritt-Therapie)
Dipl.-Ing. Florian Schwabe
Schönbergstr. 4, 85057 Ingolstadt
www.sauerstoffinfo.de

REGISTER

Abgeschlagenheit 112 ff.
Adeno-Viren 25
AHCC 50 f.
Akne 114
Allergien 115
Aminosäuren 88 ff.
Antikörper 13, 16 f.
Arginin 89
Artemisia annua 91 f.
Asthma 115, 116
Ätherische Öle 52–56

Beta-Glucane 47, 50, 56
Bindehautentzündung 117
Birkenrindenextrakt 56

Chronisches Müdigkeitssyndrom 112 ff.
Cistus-Extrakt 92
Colostrum 57
Coronaviren 24, 30, 85, 128
COVID-19 24, 128 ff.
Coxsackie-Viren 25

Darmvirus-Infektionen 136 f.
Depressionen 117
Drei-Tage-Fieber 19, 23

Echinacea 93
Enderlein-Therapie 59 f.
Enzyme, proteolytische 47, 60–62
Epstein-Barr-Virus 19, 21, 49, 122 f., 132
Erkältung 118, 133

Fibromyalgie 122 f.
Fieber 118 f.
Folsäure 94
Frequenztherapie 63 ff.

Gelenkschmerzen 120
Genitalherpes 19, 20
Grapefruitkernextrakt 63
Grippaler Infekt 118
Gürtelrose 19, 21, 79, 121

Hashimoto-Krankheit 122 f.
Heilpilze 50, 94 f.
Heiserkeit 124
Herpes-Viren 19 ff.
Herz-Kreislauf-Beschwerden 124
Hildegard-Medizin 65
Homöopathie 66–71
Hydroxytyrosol 49, 107

Impfung 13, 39
Influenza 133 ff.
Influenza-Viren 25, 49
Ingwer 96

Kaposi-Sarkom 19, 24
Kolloidales Gold 73
Kolloidales Silber 47, 71 f.
Komplexmittel 70, 71
Kontaktinfektion 9
Konzentrationsstörungen 125
Kopfschmerzen 125

Lasertherapie 73 f.
Leberschwellung 126
Lippenbläschen 19, 20, 79, 88, 124, 127
Lungenkrankheit 128 ff.
Lysin 89
Lysozym 48, 61

Manuka 96
Melissenextrakt 97
Mikroimmuntherapie 75–77
Multiple Sklerose 122 f.

Natron 78 ff.
Noro-Viren 25, 136

Oliven-Vegetationswasser 108 f.
Ozon 80 f.

Papilloma-Viren 25
PCR-Test 11
Pfeiffersches Drüsenfieber 19, 21, 131 f.
Polyphenole 49, 105–109
Propolis 81 f.

Quercetin 49, 98

Regulate nach Dr. Niedermaier 82 f.
Resveratrol 49, 108
Reverse Transkriptase 48, 95
Rhinoviren 25, 48
Rizinus-Olivenöl-Komplexe 84
Rizole 84
Röschenflechte 19, 23
Rota-Viren 25, 136

Saponine 109
SARS CoV-2 24, 30
Sauerstoff-Mehrschritt-Therapie 85
Schmierinfektion 9
Schnupfen 133
Schwingungen, heilende 63
Sekundäre Pflanzenstoffe 104–109
Selen 85 f.
Selleriesaft 99
Sulfurophan 49, 108
Süßholz 109

Tröpfcheninfektion 9

Überwärmungsbad 86

Virostatika 12
Virus-Theorien 35–43
Virusgrippe 133 ff.
Vitamine 100–102

Warzen 135
Windpocken 19, 21

Zapper 64
Zeolith 87
Zink 48, 102 f.
Zytomegalieviren 19, 136 f.

IMPRESSUM

Bildredaktion: Nele Schneidewind

Covergestaltung und Layout: independent Medien-Design, Horst Moser, München

Herstellung: Martina Koralewska

Satz: Uhl + Massopust, Aalen

Reproduktion: Repro Ludwig, Zell am See

Druck und Bindung: C. H. Beck, Nördlingen

ISBN 978-3-8338-7342-3

1. Auflage 2020

Bildnachweis:

Cover und Aufmacherbild (Composing): Jochen Arndt (Schälchen), Shutterstock (Pflanzenfreisteller)

Syndication: www.seasons.agency

Wichtiger Hinweis

Die Gedanken, Methoden und Anregungen in diesem Buch stellen die Meinung bzw. Erfahrung des Verfassers dar. Sie wurden vom Autor nach bestem Wissen erstellt und mit größtmöglicher Sorgfalt geprüft. Sie bieten jedoch keinen Ersatz für persönlichen kompetenten medizinischen Rat. Jede Leserin, jeder Leser ist für das eigene Tun und Lassen auch weiterhin selbst verantwortlich. Weder Autor noch Verlag können für eventuelle Nachteile oder Schäden, die aus den im Buch gegebenen praktischen Hinweisen resultieren, eine Haftung übernehmen.

KONTAKT
GRÄFE UND UNZER VERLAG
Leserservice
Postfach 86 03 13
81630 München
E-Mail: leserservice@graefe-und-unzer.de
Telefon: 00800 / 72 37 33 33*
Telefax: 00800 / 50 12 05 44*
Mo-Do: 9.00-17.00 Uhr
Fr: 9.00-16.00 Uhr (*gebührenfrei in D,A,CH)

Die GU-Homepage finden Sie unter www.gu.de

www.facebook.com/gu.verlag

GRÄFE UND UNZER

Ein Unternehmen der
GANSKE VERLAGSGRUPPE